JN281277

諦めてはいけません！　必ず改善します！

アトピーは中医学と薬膳で治す

中国政府認定国際中医師
川越市薬剤師会理事

植松光子

二見書房

はじめに

「アトピー性皮膚炎」——現代社会が生んだこの病気は、赤ちゃんから子供、大人にまで広がり、ますます難治化の一途をたどっています。

はっきりした原因がわからないうえ、症状は複雑で、変化が多く、繰り返し再発する頑固なこの病気は、環境、遺伝、食べ物、体質、自律神経のアンバランスなどが複雑にからみあってつくられた歴史上まれにみる病気といえるでしょう。

しかも、ステロイド軟膏を使用することで、さらに複雑化しています。西洋医学ではステロイド軟膏しか切り札がなく、中国でも日本でも体系的な治療法は見つかっていません。

しかし、中医学（中国伝統医学）の考え方で症状と体質をしっかり見極め、漢方薬を出しますと、かなりの症状が改善されていき、日常生活が楽に送れるようになります。そんな事実を毎日、目のあたりに見て、このような方法があることをなんとか、日本じゅう、いえ世界じゅうに知らせたいと、日夜思うようになりました。

私は東京理科大学を卒業後、薬剤師国家試験に合格して、薬剤師の資格を取得。病院に勤務し、生化学教室に入り血液分析の研究や解剖の手伝いなどして人体の神秘に魅せられました。

その後、結婚してからは薬局に勤め、患者さんのために利益重視ではなく、必要な薬だけを差しあげることができる医薬分業を始めました。30年以上前のことで、当時としてはそれは新しい試みでした。薬局勤務は7年間つづけましたが、花粉症やアトピーなどが西洋医学だけでは治らないことに気づき、しだいに漢方に関心を持つようになりました。

そして、二女のアトピーが漢方薬で改善されたのをきっかけに、漢方専門薬局を自分で開くことになったのです。

西洋医学と違って、身体全体を丸ごと考える中医学に魅せられて、中医学を勉強しはじめたのは、25年前のことです。その間、皮膚科の名医として知られる北京中医薬大学皮膚科主任教授・秦漢琨先生に二年間師事し、中医学が皮膚病に非常によい効果があることがわかりました。さらにきちんと基礎から勉強しようと、国立北京中医薬大学日本校に入学して、中医学を中国本校の教授から学びました。

そうして、アトピーに対しては試行錯誤のなか、自分なりに考え、工夫して、最近ではかなり効果が出るようになり、多くの患者さんに喜んでいただけるようになりました。

そんななかで、アトピーがよくなると、生理の状態もよくなり、子供のできにくかった人でも妊娠することがあるという事実にも気づかされました。アトピー性皮膚炎と婦人病は一見関係がないようですが、中医学では身体全体のバランスをよくするので、こうした現象もあるのです。

また、アトピーが悪化するのはストレスとも大いに関係することもわかってきています。心と身体、全体を丈夫にすると、肌はツルツルしてとても丈夫になり、再発しにくくなります。

身体のなかから治していく中医学と西洋医学の併用こそ、アトピーの苦しさから開放される最善の方法だと現段階では考えられます。

インターネットやいろいろなメディアからの情報を得て、私のところに来てくださる方が増え、さらに「よくなりました」という嬉しい声を聞かせていただくなかで私は、なんとかアトピーで困っている人たちを助けてさしあげたいと強く感じています。それは、私に与えられた社会的使命だと思っています。

本書には、私の学んだ理論ばかりではなく、実践の場で教えられた多くの内容を盛りこみましたので、ぜひたくさんの方に読んでいただきたいと思います。

最後に、出版に際して多大の応援をしてくださいました二見書房の多田勝利様と編集をしてくださった岩本道子様、イラストを担当してくださった森田佳子様、また、永年中医学の指導をしてくださいました医学博士・劉　紀莎先生にお礼を申しあげます。

そして、この素晴らしい中医学を日本じゅうに広めたいと、日夜、努力している北京中医薬大学日本校理事長である、私の夫の植松捷之にこの本をささげます。

植松光子

二〇〇五年　文月

目次

第1章 アトピーを克服！明るい日々が戻ってきました

第2章 中医学で治す！ アトピー性皮膚炎

第3章 タイプ別に対処！美しい肌を取り戻す「きれい術」

第4章　こうすれば、ステロイドはやめられます

第5章 このライフスタイルが美しい心と身体をつくります

第6章 〈タイプ別〉元気と美肌を手に入れる薬膳レシピ

イラスト　森田佳子
本文デザイン　スタジオクッカバラ

第1章

アトピーを克服！
明るい日々が
戻ってきました

生まれたときからのアトピーが消えた娘

Y・O（女性42歳）

三姉妹の二女だけがアトピー性皮膚炎に

私には三人の娘がおりますが、現在14歳になる二女だけは生まれたときから顔が真っ赤でカサカサしていました。出産のときの何かの影響かと初めは思っていましたし、看護婦さんからも「1カ月か2カ月経てば、真っ白になりますよ」といわれ、そんなに心配はしていなかったのです。

ところが、いつになっても落ち着かず、だんだん痒《かゆ》がるようになって、親子で眠れない日々を過ごしておりました。

長女も一度、市販の風邪薬を飲んで薬疹を起こし、3日間ほど痒がって、結局、抗アレルギー剤をもらって治したことがありましたから、アレルギー体質ではあったようです。けれども、二女の場合は掻き崩して出た血のあとが布団につかない日はないような状態でしたから、かわいそうでなりませんでした。

特に4歳のころ、水ぼうそうを患ったあとはとてもひどくて、肘や膝の裏側は赤くただれて、血が出て、見るも無残な状態になったのです。

そのときは皮膚科に行き、ステロイドの塗り薬、ワセリンや痒み止めの薬などを出してもらいましたが、効果はありませんでした。

1

ただ一度だけ、よくなったことがありました。娘が幼稚園の年長組だったころ、家族でハワイに行き、10日間ほど滞在したとき、赤みやカサカサがいくらか落ち着いたのです。

しかし、日本に戻ってくると、また元どおり。もしかしたら、塩水がよかったのかもしれないと、お風呂に塩を入れてみたりもしましたが、さっぱり効果はありませんでした。

いま考えてみれば、海水がよかったというより、空気のきれいなところで、思う存分遊べたことがよかったのだと思います。

その後も、いいといわれることはなんでも試してみましたが、結局うまくいきません。しかも、ステロイド剤が問題視されはじめたころだったものですから、あまり使いたくないしと、途方に暮れておりました。

「アトピーは、思春期になれば自然におさまってくる」といった話も聞いたことがありましたが、中学生になっても、まったくよい兆《きざ》しは見えませんでした。

そして、中学生になると部活や塾などで生活が忙しくなり、ストレスがたまるのか、さらにひどくなっていったのです。本人も成長するにつれ、だんだんアトピーを気にするようになってくるのですが、これといった治療法に巡り合うことができませんでした。

娘も、どうして治らないのだろうという思いと、何をやっても無駄だという気持ちをもっていたようです。

そんなときです。隣に住む方が「娘の生理不順を心配して、漢方薬を飲ませたら、とってもよくなったのよ」というのです。

私はワラにもすがる思いで、ウエマツ薬局を訪ねてみました。

長年の悩みがたった3カ月で解消された

植松先生は私たちの話をよく聞いてくださり、「涼血清営顆粒《りょうけつせいえいかりゅう》」などと、痒みやジクジクをとるための「スベリヒユ」などを出してくれました。とにかく掻《か》かないようにと、痒いときには五行草《ごぎょうそう》を水で溶いてコットンでやさしくパッティングをつづけました。

漢方は高いと聞いていましたが、薬代は1日500円くらい。たしかに安くはありませんが、長年の悩みが消えるなら、「これに賭けてみよう」という気持ちになったのです。

娘のアトピーは信じられないほど速いスピードで治っていきました。

生まれたときからアトピーと闘ってきたうえ、娘はすごくまじめで、きちんきちんとオブラートに包んだ薬を飲んでいました。うっかり食前に飲み忘れると「ご飯、食べちゃったけど、どうしよう」と気にするほど熱心に取り組んでくれました。

不思議なことに、1週間ほどで、かなりよい兆候が見えてきました。

そして、3カ月も経ったころには、すっかりきれいになったのです。子供のときからの悩みがたった3カ月で解消されたのは、驚き以外の何ものでもありませんでした。

もう布団の襟カバーやブラウスの襟に血がついたりすることもなくなりました。

顔にはニキビができて、植松先生から「よかったじゃない。ニキビが出るようなら、もう大丈夫よ。アトピーの子にはニキビはできないのよ」といっていただきました。

娘はいま、中学三年生。もう汗をかいても平気だと、部活のバスケットに力を入れ、勉

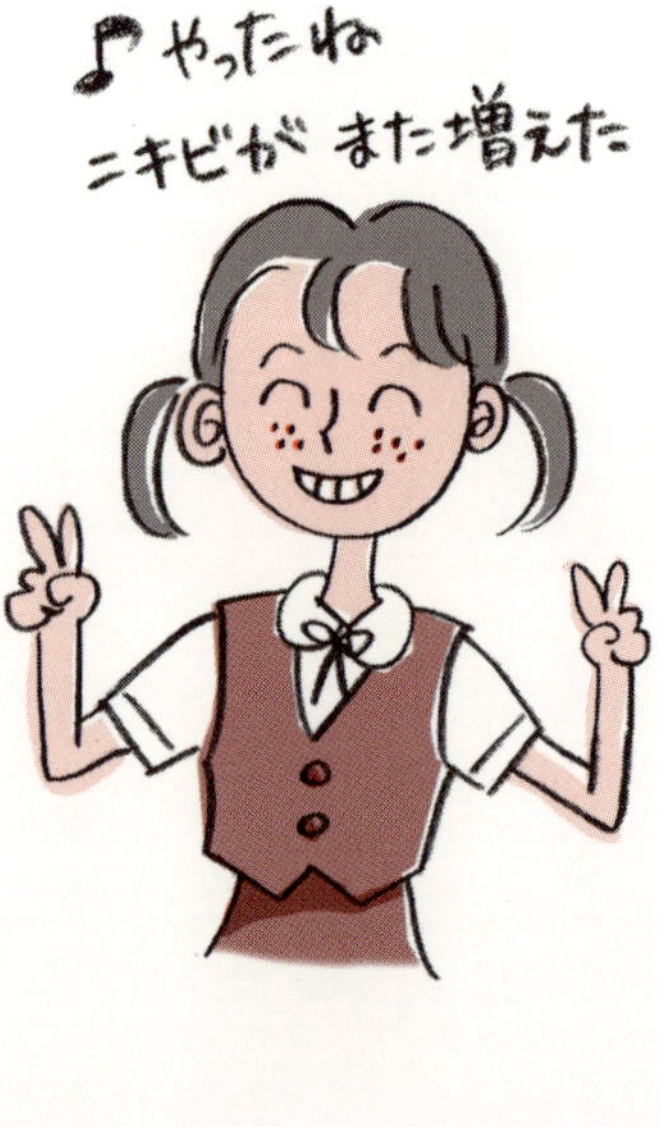

強にも意欲的に取り組みながら、友達にも恵まれて、楽しい毎日を送っています。

植松先生からは「また出る可能性もあるのよ」とアドバイスを受け、甘いものなど食べ過ぎないようにといわれていますが、お菓子に目がない娘には、これは守れないようです。

けれども、もし、また症状が現われても、頼ることのできる先生がいらっしゃるということは、娘にとっても、私にとっても心強いことです。

何をやっても効果がなかったのに、漢方が救ってくれたと、その素晴らしさを実感し、先生には心から感謝しています。

同時に、アトピーで苦しんでいる方々にはぜひ、漢方を取り入れた治療をするよう、お教えしたい気持ちでいっぱいです。

白い肌で結婚式を挙げられた喜び

K・M（女性32歳）

早く暗くなってくれる冬が待ち遠しい

私は子供のときから、アトピーだったようです。いつも目のまわりがカサカサで、肘や膝の裏が痒かったことを覚えています。でも、子供だったせいか、そんなに気にもせず過ごしていたら、いつの間にか症状が消えていました。たしか皮膚科の先生にも「疥《はたけ》かな」といわれたくらいで、そんなにひどい状態ではなかったと記憶しています。

しかし、28歳の春先に突然、目のまわりから頬にかけて真っ赤になり、腫れて痒いし、熱ももっていました。皮膚科に行くと、「アトピーの症状ですね」といわれ、薬をもらったのです。その薬を数日間塗ると症状が落ち着き、ホッとしたのですが、薬をやめるとまた真っ赤に……という状態が1年くらい繰り返されました。そのころになって、この薬は何なんだろう？　と気になり、調べたところ、ステロイドだったことを知りました。

ステロイドに対する知識はなく、塗れば症状が治まってしまう薬として頼りきっていたのですが、インターネットで調べた情報には「いい」とするものと「悪い」とするもの、さまざまありました。判断はつきかねたものの、私としては、あまり使いたくないという気持ちになってきました。

しかし、症状はひどくなるばかりで、会社に行くのも苦痛でした。電車に乗りたくない、外出したくない、人目のあるところに行きたくない……。でも、仕事は休めない。そんな状態で、精神的にも追いつめられていきました。外では帽子をかぶり、マスクをし、眼鏡をかけて、人目を避けました。一日の陽が長い春や夏は嫌いで、早くから暗くなってくれる冬が待ち遠しいと思ったのを覚えています。

友達の誘いも「用事がある」と断わっては、まっすぐ家に帰るような毎日だったのです。

この時期、自分自身の結婚も決まっていたし、ステロイドのよくないところも知ったので、やめなければ、と思いましたが、やめてしまったらまたひどい顔になってしまうのかなぁ……と不安でいっぱいでした。

そんなときに、ネットで植松先生のホームページを見つけたのです。

漢方薬をおいしいと思うのは、きっと身体が必要としているから

初め、会社が終わってから先生のところに

行くのは、正直「遠いなぁ……」と思いました。なにしろ、日本橋から川越までですから、かなりの覚悟が必要でした。

けれども、先生はとても熱心に話を聞いてくださり、ハワイでの結婚式まで半年もなく「結婚式までに治りますか?」とあせっている私を励まして一生懸命相談に乗ってくださったので、私も頑張ろうという気持ちになれたのです。やがて、先生のところに行くのが、億劫《おっくう》どころか楽しみになりました。

とはいっても、初めて飲んだ漢方の煎じ薬は、その量にも味にもびっくりしました。「良薬は口に苦し」とは本当のことだと知りました。苦いというより、いろんな味が複雑に混じり合っていて、正直いえば、飲まないですむものなら……という味でしたが、朝晩、飲んでいるうちに「おいしい」と思うこともあったことは不思議でした。

私の身体が必要としていたのでしょうか。

２週間ごとに変化を見ていただいたのですが、いつの間にか、熱がこもって真っ赤だった顔のほてりが取れていました。

先生は「ひどいときには、ステロイド剤を使ってもいい」といわれましたが、私は、塗り薬も紫雲膏《しうんこう》などの漢方だけに絞り、毎日、処方していただいた薬を飲みつづけたのです。

よくなったり、悪くなったりを繰り返しながら、全身の痒みがひいていきました。そして、先生のおかげで、結婚式は真っ赤な顔ではなく、白い顔で挙げることができました。

その後も漢方で治療を続け、今年で３年になりますが、肌の調子は年々よくなっていると思います。冬のあいだは乾燥して、目のまわりに赤みが出ることもありますが、普通にお化粧すればわからないくらいです。

そして、肌はもちろんですが、私は精神的にとても安定したなぁと思います。多少、症状が悪化しても必ずよくなる！ と思えるようになりました。

一時はもうアトピーだからこのまま治らな

いんじゃ……と思っていましたが、先生に出会ってそんな考えはなくなり、もちろん症状も確実によくなっています。これからも先生のご指導に従って頑張ろうと思っています。

いまは一昨年に生まれた娘を連れて先生のところに遊びに行くのが、私の楽しみです。

20年間の痒みから解放された日

A・T（男性37歳）

ドラム缶を薬でいっぱいにして、そのなかに浸かりたいほどの痒み

いまでも「あの日」のことは不思議な気持ちで思い出します。

物心ついたころから、身体のどこかが痒く、痒みのない日を体験したことがない私にとって、朝起きたとき、身体のどこにもひっかき傷や掻き崩して腫れたりしたところなどの痕がないことと、全身のどこにも痒みがないのは、本当に驚きの一言だったのです。

私は3歳から20歳になるまで、ステロイド剤を使ってきました。

四人兄弟のなかで、一人だけアトピーだった私は「偏食するから」といわれつづけ、風呂からあがるとバンザイをしてベビーパウダーをはたいてもらい、それからステロイド剤を塗るのが日課になっていました。

かかりつけの皮膚科の先生がていねいに診てくださり、「顔には塗るな、目の近くには絶対に塗るな」と毎回のようにいってくれた

ので、助かったのですが、身体の一部は象の皮膚のように硬くなり、薬は年々効かなくなっていきました。

掻き崩した自分の血と塗り薬で布団が汚れても、掻かずにいられませんでした。

これはきっとアトピーになった人にしかわからないと思いますが、ドラム缶を薬でいっぱいにして、浸かりたいという感覚です。

身体はとても丈夫で、子供のころ、熱を出した記憶もありません。20歳を過ぎて初めて発熱し、「これが熱か」と思ったくらい健康だったのです。

それでも、一日も痒みのない日はないという日々を過ごしてきたのですから、まず治ることはないと思っていました。

顔には出なかったので、長袖でいれば、周囲の目を気にすることはありませんでしたが、プールに行くことも、運動をすることも避けてきました。まわりの人はわからなかったかもしれませんが、内心はかなりうっ屈した部分を抱えていたと思います。

身体の機能を20年ぶりに目覚めさす漢方薬との出会い

姉が「植松先生のところに行ってみれば」というようになったのは、姉が結婚を前にしてアトピーを発症し、ウエマツ薬局の漢方で治ったからでした。

健康優良児で、素直で、偏食などなかった姉がアトピーになったことで、私のアトピーを「偏食のせい」とする周囲の評価は覆されました。赤くカサカサした肌でウエディングドレスを着たくないと、姉は短期間にアトピーを克服しました。

しかし、私はアトピー治療に関してはすべてに否定的で、治るはずはないと拒否したのです。

姉が漢方薬を煎じはじめると、すごい臭いがし、見ると、ひどい色。「おれはあんなものは絶対に飲めない」そういって抵抗する私を、姉は1カ月近く説得しつづけました。

そして、半ばひきずられるようにウエマツ薬局に行ったのでした。

このときのことを植松先生はいまでも笑いますが、店の前でも、姉と私は、行く行かないでもめていました。

それでも、渋々、先生に会うと、先生はこうおっしゃいました。

「働いていない身体の機能を、漢方薬で20数年ぶりに目覚めさす」

この言葉を聞いて、私は「もしかしたら、本当に治るかも」と心が動きました。

アトピーは身体の表面に起こることで、皮膚科の先生もその症状を何とかしようとしますが、「身体のなかが本来の働きを取り戻すまでは治らない」という植松先生のような考え方に出会ったのは初めてのことでした。

私が21歳のときのことです。

やると決めたからには、やり抜く意志の強さが道を開いた

「ステロイド剤を急にやめると、リバウンドがあって、一時的にはひどくなるかもしれませんよ」といわれたときには、もう限界なのに、これ以上ひどくなったら、仕事にも行けないのではないか、生活していけないのではないか、と不安になったことも事実です。

けれども、ステロイド剤が徐々に問題視されはじめ、もう残された道はこれしかないと、漢方に賭けてみることにしました。

「炭酸飲料とスナック菓子はやめること」

先生にそういわれました。

偏食で、スナック菓子が大好きな私には、たいへんなことです。

けれども、これでやろうと決めた以上、生半可なことはできません。子供のころからの頑固な性格、こうと決めたらてこでも動かな

い性格が、このときばかりは効を奏しました。

私は煎じ薬は絶対に飲めないと、粉末のものを処方していただき、オブラートにくるんで飲みこみました。大サジ１杯ほどの量の薬を一気に飲みこみます。

これは、偏食だった子供のころ、どうしてもといわれて嫌いなものを飲みこんだ経験が生かされた結果です。

そして、半年ほど経ったころ、「あの日」

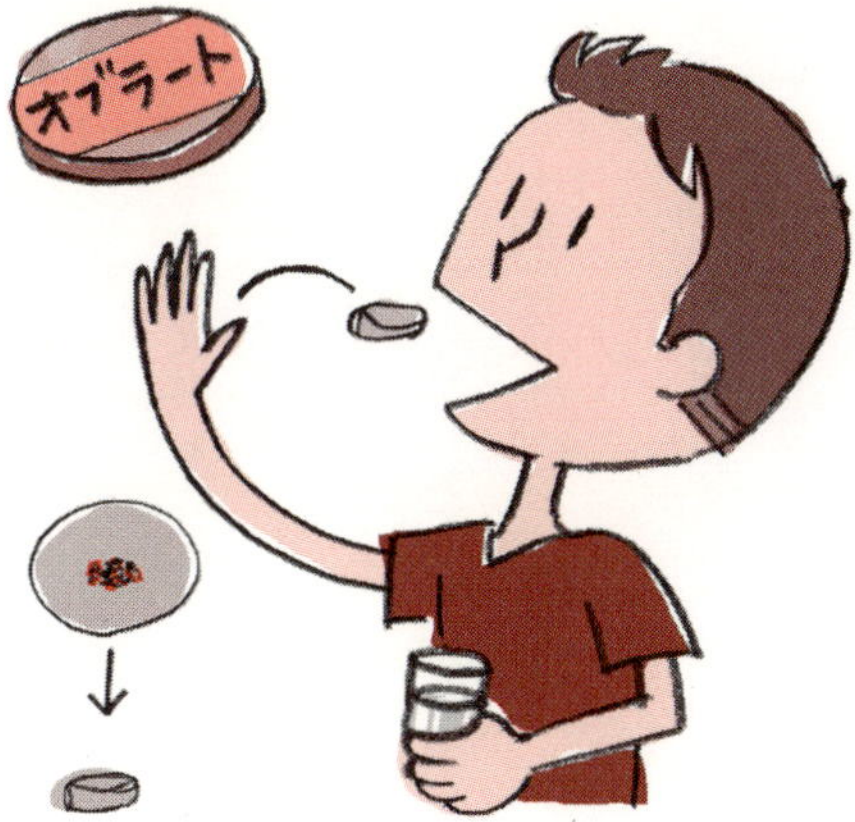

がやってきたのです。

それは、起きてすぐに気がついたわけではなく、顔を洗っていて「おや？」と思ったのでした。夜中に掻いていない気がする……。さっそく、腕や足を点検しました。背中に手をやってみました。すると、思ったとおり、新しい傷がなかったのです。

「漢方が効いた！」

そう喜んだのはその日１日だけ。次の日には、また新しい傷ができていました。

けれども、意外にがっかりはしませんでした。植松先生から「長くかかるよ」といわれていたので、こんなものか、まだまだだと考えられたのです。逆に「きちんとつづけなければ」と決心をさらに強くしました。

しばらくすると、また嬉しい朝がありました。そして、それが２日つづき、また悪くなる。今度は３日つづき、また悪くなる。そんな繰り返しがあって、痒みのない日が１週間つづいたときは、いちばんドキドキしました。

もう大丈夫だと思うことができたのは、1カ月痒みのない日がつづいたときのことです。

そして、さらに絶対に大丈夫と確信するまでに1年間、完全に体質改善したと感じるまでには1年半の時間が必要でした。

いまでも疲れがたまったり、飲み過ぎたりすると、部分的にステロイド剤を使うことはあります。

けれども、1週間でなくなっていたステロイド剤が、いまでは半年は軽くもちますから、どれほど調子がいいか、おわかりいただけると思います。

体質改善から数年後、結婚し、三人の子供にも恵まれました。長男が多少乾燥肌ですが、自分とおなじ症状の子供もなく、いまでは、私がアトピーだったということを誰も信じてくれません。

4年間ほど、漢方薬なしの生活を送りました。ところが、2～3年前から、年齢や仕事のストレス、体質の変化からきたのか、手のひらにだけ湿疹が出るようになりました。

いま、さぼり気味の免疫機能に「喝《かつ》」を入れるつもりで、ときどき漢方を飲んでいます。

必ず治るから絶対にあきらめないで！

自分自身が子供のころから経験してきたので、アトピーの人を見ると、声をかけてあげたくなります。

なんで自分だけがこんなことになってしまったのかと、悩みは深いと思います。その気持ちがわかるので、「絶対に治るから、あきらめないで、やってごらん」といってあげたくなるのです。

ストレスがたまると、症状がひどくなってくるというのは、とりもなおさず身体のなかから起こっていることだという証拠です。だから、体質改善が必要だと教えてあげたくなります。

長年つきあってきた身体を変え、しみついた生活習慣を変えるのですから、生半可な気持ちではつづきません。やると決めたからには、絶対にやり通す。そういった覚悟が必要なのです。

その覚悟さえあれば、きっと変わっていけます。アトピーに苦しんでいる人には、決してあきらめないでほしいと願っています。

親子ふたりが克服したアトピー

M・R（女性32歳）

発症のきっかけは、化粧品のサンプルだった

アトピーが発症したのは、私が23歳のときのことでした。有名な化粧品メーカーのサンプルを使ってみたところ、発疹がプツッとでき、それがどんどん広がっていったのが初めての症状です。乾燥肌ではありましたが、それまでに大きな肌のトラブルもなかっただけに、いったい何が起こったのかわかりませんでした。そのうち、目のまわりが真っ赤になり、パンダのようになってしまいました。

街を歩いていても、電車に乗っても、人の視線が気になりました。実際、目をそらせてしまう人もいれば、じろじろ見られることもありました。ですから、仕事に行くときはサングラスをかけて、見られないようにしていたほどなのです。そんな毎日でしたので、当然、ストレスはたまる一方でした。

皮膚科のステロイド剤を使用すると、そのときはおさまるのですが、やめると元に戻ってしまう。そんな繰り返しでした。

そのころは、まだステロイド剤について問題視されていない時期だったのですが、対症療法では根本的な解決にはならないと、感じてはいました。でも、薬を使わないとひどくなってしまうというジレンマがありました。

出口の見つからないまま、私は一時休職して、半年間、ようすを見ることにしました。それでも、よくならず、そのことがストレスとなって悪循環を繰り返すようでしたので、ひとまず退職するという道を選んだのです。幸い、ご自身もアトピーだという人が上司で「気にせずゆっくり治して、またいつでも戻っていいから」といってくださいました。

その後も西洋医学の皮膚科に行く気はなく、困っていると、母が埼玉県の新聞の瓦版に掲載されていた「女性のための漢方」という記事を見つけて、ウエマツ薬局を知りました。

アトピーといっしょに冷え性も治り、元気な男の子に恵まれて

さっそく行ってみると、植松先生から「胃腸が弱く、水分のたまりやすい体質」といわれ、飲み薬と塗り薬をいただきました。漢方を使いはじめましたが、一気によくなるということはありませんでした。

少し調子がいいと思うと、また一時的にひどくなり、起きると顔が腫れあがって目が細くなってしまうということもありました。そんなときは植松先生のところに走りました、まるで駆け込み寺のようです。

「大丈夫よ、よくなるから」

そういっていただいて、安心して、帰ってくるのです。先生からは、いろいろな説明やアドバイスをいただきました。

アレルギー体質の私は刺激に対して過剰に反応するので、体調、食べ物、ストレスなど

1

に気をつけなければならないこと。脂っこいものや刺激物、コーヒーなども控えるようにしなければならないこと。人の目を気にすることもストレスにつながるなど、納得のいくお話を聞き、漢方治療を継続できたのです。

半年めくらいでしょうか。腫れが引いて、ジクジクした細かい湿疹がなくなりました。そして、赤みも落ち着いていったのです。

４年前に結婚し、妊娠したときも体調はよく、漢方のおかげか、冷え性だったことを忘れるほど、身体は温かくて無事に男の子を出産することができました。

母乳で育て、すべて順調に運んでいると思った矢先、子供の身体に湿疹が出はじめました。ちょうど3カ月になったころのことです。

子供のアトピーも漢方薬で治そうと決意

小児科では「乳児湿疹」といわれ、皮膚科を勧められたので、皮膚科を受診しましたが、「アトピーかどうか、１歳くらいまでは判断できない」という診断でした。

「母乳に出るので、お母さんが卵や牛乳をとるのは控えてください」といわれ、湿疹の出るところに塗るようステロイド剤を渡されたのですが、私は不安でした。上手に使えば、とはいうものの、こんな小さな子供にいいのだろうかと、どうしても納得がいきません。それでも、肌が赤くなりジクジクしていると、ステロイド剤を使わざるをえませんでした。

さらに、小児科でアレルギーをおさえる内服薬をもらっていたのですが、ある日、医師に副作用について質問してみたところ、「副作用のない薬は基本的にはない、薬が負担となって肝機能が低下することもあります」という返事をいただき、それを境に西洋医学はきっぱりやめて、やはり息子も植松先生に診ていただくことに決めました。薬に頼りすぎる身体にしたくなかったのです。

植松先生には自分自身のアトピーを治していただいていたので、なんでも相談できましたし、信頼感もありました。

処方していただいた瀉火利湿《しゃかりしつ》は身体の余分な水湿や熱を取り除くというものです。

おいしいものではありませんから、3カ月の子供に飲ませるのは工夫が必要でしたが、母乳に混ぜるなどしているうち、慣れてきたのか、小サジ2杯分くらいの漢方を飲んでくれるようになりました。

先生から「ちょっとでも飲んでくれればよしとして、飲まないからとがっかりしないで」とアドバイスをいただいていたので、私自身がおおらかに子供に接することができたことがよかったのかもしれません。

あわせて、ジクジクのひどいところに湿布をするための薬も使用しました。

そうして、1カ月経ったころ、赤みが取れて、ジクジクしていた肌が落ち着いてきたのです。

自分に合った治療法でアトピーは必ず克服できます

現在3歳の息子は、アトピーだったことが信じられないようなすべすべの肌になりました。しっとりと柔らかい肌に触れると、気持ちがよくて、赤ちゃんのときのあの肌が嘘のようです。痒みもなく、大好きなレゴや絵本に夢中になって、毎日元気に遊んでいます。

牛乳、大豆、卵、米、小麦などの食物アレルギーがあるので、栄養の偏りがないようにしなければなりません。漢方は身体の弱った部分も強くしてくれるので、早くなんでも食べられるようになればいいなと願っています。

食べ物に関しては除去するよりも、解除するときのほうがむずかしいという話も聞いていますので、漢方で腸内環境をよくして、いずれ、スムーズに解除できればと思います。

心配だった喘息も1年間起きていません。

いまはインターネットなどでさまざまな情報を入手できますし、おなじようにアトピーの子供を抱えたお母さんがたとの交流を図る場もあります。そのなかで、自分に合った治療法や生活の仕方を見つければ、必ず道は開かれていきます。私たちは親子で克服できたのですから、おなじ悩みをもった方々も、よい方法を見つけていただきたいと思います。

眠れない苦しみからも解放されて

N・T（男性30歳）

明け方にしか眠れない日々、大学も休みがちになって

私はもともとアレルギー体質で、子供のころにアトピーになったことがありましたが、それ以降は特に症状は出ていませんでした。

しかし、20歳の夏に急に痒くなり、ブツブツがたくさんできました。繰り返しひっかいたため、皮膚がボロボロと落ち、つっぱってきて肌に弾力がなくなってしまいました。

そんな状態がつづくと、血流が悪くなり、手足の先は冷えているのに、顔や首まわりが熱く、身体のなかに暑さと寒さが同居しているようなバランスの悪さに苦しめられました。

特につらかったのは、痒くて、夜は眠れず、明け方うとうとするという日々がつづいたことです。そんな生活ですから、体力的にも限界で大学にも行けなくなってしまいました。１週間に１講義出席するのが精いっぱい

で、休学しようかとも思いはじめていました。アトピーが発症してから皮膚科でステロイド剤をもらっていましたが、当時つきあっていた彼女から「身体によくないのではないか」といわれ、使用をやめました。また、彼女は自分自身が子供のころ、アトピーを漢方薬で治したことがあると教えてくれました。

さらに新聞の折り込みにあるコラムから植松先生の存在を知り、「いい先生だから、行ってみない？」と勧めてくれました。

私も、副作用がない漢方で治してみよう、と決心したのです。

初めての漢方薬は「熱を取る」「胃腸を丈夫にする」

初めて植松先生のところを訪れたのは、残暑の厳しい日でした。先生は話を聞いたあと、全身の状態と舌を診てくれたのですが、舌が紅く、舌苔も厚く、また舌の両側に歯形がついているとのことでした。それは身体に熱がこもり、水分代謝が悪く、胃腸の具合も悪いということなのだと教えてくださいました。

そのとき、「熱をとる、胃腸を丈夫にする」という漢方を処方していただきました。

秋風のさわやかなある日、ふと気がつくと、首の赤みがおさまり、テカテカした肌の感じが変わってきていたのです。明け方まで眠れないという日も減って、食欲も出てきました。

秋の終わりには、膝の裏の皮膚はまだ剥《む》けていて白っぽいものの、背中の掻き傷は目に見えて少なくなってきました。

けれども、順調に、というわけではありません。11月の半ばには喘息の発作を起こして緊急入院をしたり、その後、また痒みでまったく眠れないという日もありました。

調子が悪くなると、「やはり治らないのではないか」と、不安になります。そんなとき、植松先生は症状を診るだけでなく、「絶対に治るから、頑張って」と励ましてくださいました。もし、その言葉がなかったら、漢方治療も途中で投げ出していたかもしれません。

12月には抗ヒスタミン剤とカルシウムを配合したアレルギー用剤も処方していただき、首の赤みはあるものの、突っ張り感はなくなり、明け方まで眠れないということも減っていきました。腿の内側に広がっていた赤みも減少し、熱感も減ってきました。

血流もよくなり、漢方薬がなくても大丈夫な身体に

そして、年明けには、寝床に入ったときに痒みはあっても、当初とは比べものにならないほど楽になったのです。私はその冬休みに、夏できなかったレポートに取り組みました。

もしアトピーが治らなければ、休学するしかないと考えていた私ですが、両親にはなんとか卒業するようにいわれましたし、植松先生からも「子供を大学にやるために親はどんなに苦労しているか、私も子供がいるからわかるのよ。頑張って卒業しなさい」と背中をおされ、頑張るしかないと決心したのです。

頑張ったかいがあって、大学は卒業できました。しかし、残念ながら、体調は万全ではなく、就職活動もできないまま、1年が過ぎてしまいました。このままではいけない、もう一度、勉強し直し、体調も完全に調えようと、私は地元に戻り、専門学校に入りました。

植松先生のところに通うことはむずかしくなり、先生から地元の漢方薬局を紹介していただいて、漢方による治療をつづけました。

やがて、少しずつ肌に潤いが出てきて、よくなっていくのを感じることができました。皮血流もよくなったせいか、手足の冷え・首まわりの熱もなくなってきて、夜眠れるようになっていきました。

いまではすっかり肌に張りや潤いが戻っています。5年間、飲みつづけていた漢方薬も、ここ1年間は飲んでいませんが、問題なく過

ごしています。私は現在、システムエンジニアをしています。仕事は時間に追われたいへんではあるものの、やりがいを感じ、充実した日々を送っています。

以前は、自分の肌への人の目が気になり、買い物に出かけることすらいやでしたが、いまでは肌のことを気にせずに外出でき、普通の人と変わらない生活をしています。

漢方薬と周囲の支えが、健康を取り戻させてくれた

そして、この春、私に漢方を勧めてくれ、いっしょにアトピーと闘ってくれた彼女と結婚式を挙げることができました。ずっと私を支え、日常生活にも気を遣ってくれた人です。脂分や肉類をとりすぎないよう、野菜中心のバランスのよい献立を考えたり、自然の素材を使った料理を作ってくれたりもしました。

もし、私がアトピーでなければ、もっと早く結婚したかったのですが、しっかり治して、きちんと働けるようになるまでと、ずいぶん待たせてしまいました。しかし、ずっといっしょに頑張ってくれた時間はかけがえのないもので、きっとこれからのふたりの人生のプラスになると信じています。

結婚式には植松先生にも来ていただき、ス

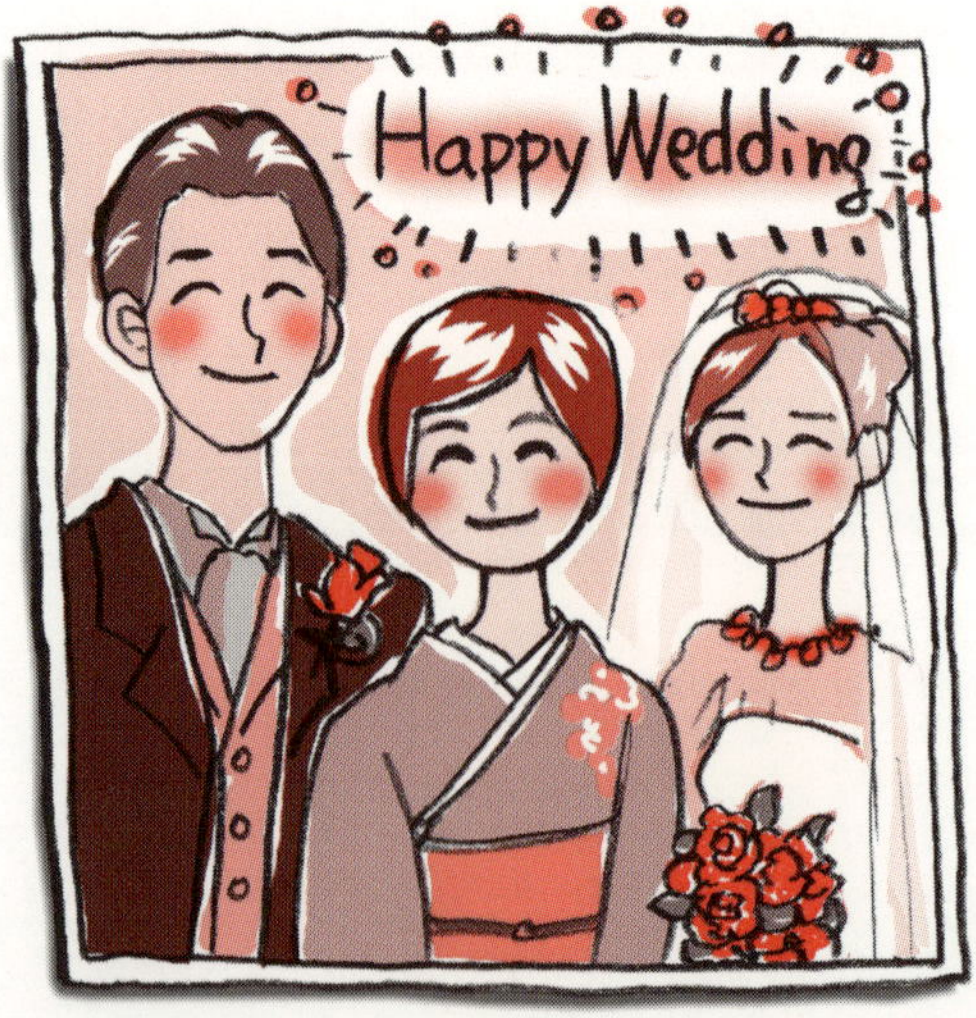

ピーチをしていただきました。

こうして元気に生活できるようになったのは、薬の処方だけでなく、先生に相談したときの励ましの言葉があったこと、そして、両親やまわりの人の支えがあったおかげです。

そうした支えがあったからこそ、頑張って漢方薬を飲みつづけてこられたのだと思います。支えてくれた方への感謝の気持ちを忘れずに、これからも健康に気をつけて元気に生活していこうと思います。

アトピーと上手につきあいながら、子育て真っ最中

T・N（女性28歳）

大学に入る直前に発症 ステロイドに頼る日々

私は子供のころにはアトピーはなかったと思います。たまに手に湿疹のようなものができることはありましたが、近所の皮膚科に行って塗り薬をもらうと、すぐに治っていました。多少のあせもはできても、耳のうしろがカサカサになって切れてくるといった、子供のアトピーの特徴のようなものはありませんでした。

ところが、大学に入る前の春休み、百貨店のアルバイトで包装紙を扱っていたとき、手が荒れてしまったことから湿疹ができるようになったのです。

大学に入ると、首のまわりに赤い腫れが出てくるようになりました。それが、いつの間

にか全身に広がって、目のまわりまで赤くなるころには、皮膚が少し切れただけでも汁が出るという状態になっていきました。腫れているせいか、全身が重く感じられました。

子供のとき以来、皮膚科に行ったこともなかったのですが、成人式を前にして、どうにかしなければと受診したところ、ステロイド剤を出されました。錠剤と塗り薬の2種類です。

薬を使うと、すぐによくなって、成人式にはちゃんと着物を着ることもできました。

その当時、ステロイドに関する知識はまったくなかったのですが、皮膚科でもらった薬を使っていると、身体がだるい、眠くなるという症状が出てきました。注意力も散漫になり、一日じゅうでも寝ていられるという状態です。

ですから、ステロイドはなるべく使わないようにして、我慢できないときだけと決めていました。ところが、ストレスのせいか、3年ほど前から、ステロイドを使う回数が増えてしまいました。症状の出方も違ってきて、ニキビのように真ん中に白いプッッとしたものができ、まわりが赤くなるという感じです。

そのうち、ステロイド剤を服用しても軟膏を塗っても、治るのに日数がかかるようになってきたのです。

ちょうどそのころ、私は結婚をし、福井県に引っ越しました。

漢方薬のおかげで、きれいな肌の赤ちゃんに恵まれて

そして、結婚生活も落ち着いてくると、子供がほしいと思うようになったのですが、ホルモンバランスが崩れて、生理不順がつづいていました。そこで、ステロイドをやめ、ホルモンのバランスをよくしなければならないと、ホルモン剤を飲むことになりました。

すると、背中や腕の内側、お尻などに薬疹

ができ、夏になると、湿疹のように広がったのです。しかたなく、ステロイド剤を使うと、前のようには効かなくなっていたのです。

子供のことを考えると、ホルモンバランスを調えることも、ステロイド剤をやめることも必要でした。

ウエマツ薬局のことを知ったのは、そんな時期でした。

ぜひ、相談したいと思った私は、実家のある静岡に帰ったときに、埼玉まで出かけて行きました。植松先生は、私は舌が赤く、「身体に悪い熱がたまっている」といわれました。

そして、福井県に帰ってからも基礎体温を測って送り、状態を診ていただきながら、漢方薬を送っていただくようになりました。漢方薬を飲みはじめてから2週間ほど経つと、全身の皮膚が日焼けしたあとのようにボロボロと剥けていきました。

その後は、植松先生から「つらいときはステロイドと併用してもいい」といわれ、漢方薬とステロイド剤を使い分けていました。

ところが、それから4カ月後には、妊娠したことがわかったので、リバウンド覚悟で、ステロイド剤の服用はやめ、漢方薬を飲み、ひどいときだけステロイド剤を塗りました。妊娠3週めに入ったころでした。

ステロイドをやめてしまうと、ひどくなるのではないかと心配していたのですが、漢方をつづけていたおかげか、思ったほどひどく

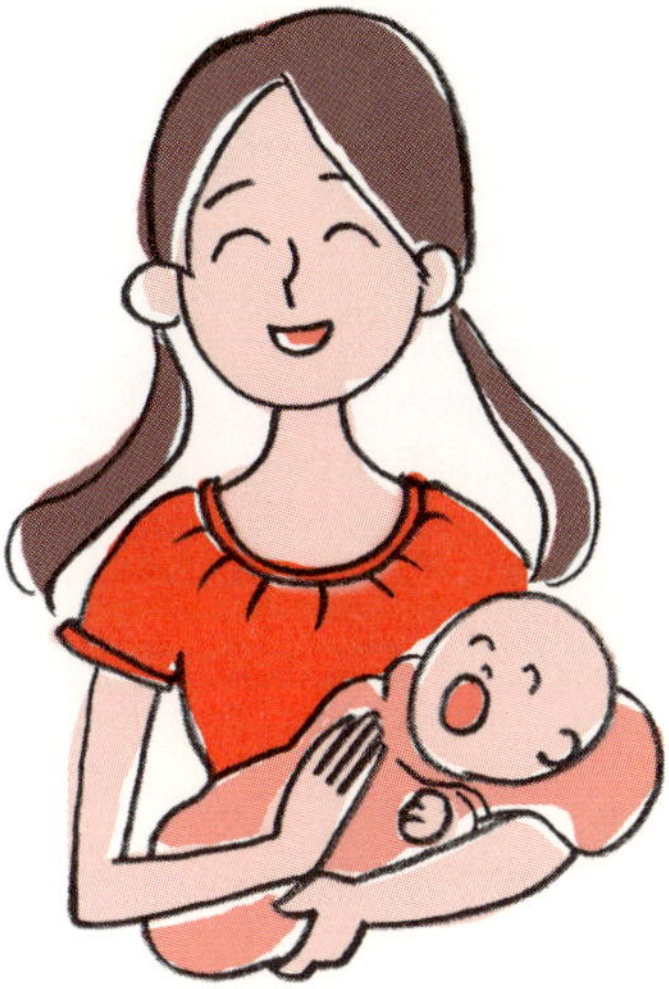

ならず、手の甲と指、お腹のウエストまわりに出たくらいですみました。妊娠中はアトピーというより、ニキビのようなできものに近いものが見られたくらいです。

妊娠後期には花粉症が出たり、手が真っ赤になったりもしましたが、アトピーが全身に広がることはありませんでした。

出産は初産のわりには安産でした。陣痛も想像していたほどではなく、産後の出血も少なくて、子宮の回復も早かったようです。母乳もよく出るとほめられました。

子供は私に似ない強い肌で生まれてきてくれました。暑い時期に生まれたので、あせもの心配をしましたが、あせも知らずで、おむつかぶれも乳児湿疹もありません。

これも、私が漢方薬を飲んでいたからではないでしょうか。

母である私は、産後、少し悪化しましたが、よい悪いを繰り返しながら、そのうちよくなっていくだろうと、気楽に考えています。

子育てをしているあいだは寝不足ではありますが、そのわりには元気です。学生のころ、靴下を履かないと眠れないほど冷え性だったのに、それもいつの間にか治っていました。ストレスがないことと漢方をつづけていることが健康につながっているのだと思います。

食べ物にも気をつけて、スナック菓子や市販の甘いジュースは飲まないようにしています。けれども、母乳をあげていると、どうしても甘いものを食べたくなるので、月に何度かは「今日はスペシャル」と決めて、食べることもあります。祖母がつくって送ってくれる干し芋や少しの和菓子は、楽しみのひとつです。

自分の経験を通して思うことは、精神的な安定がどんなに必要かということです。それが落ち着くことにつながるなら、ステロイドも上手に使えばいいと思うのです。

私はどうしても使わずにいられないときは、漢方薬の塗り薬の上からステロイドをつけました。

植松先生から「ステロイドはすぐにやめたほうがいい」といわれたら、漢方薬もつづけられたかどうかわかりません。もし、迷っている方がいらっしゃるようでしたら、私は少しずつステロイドを減らしていくことをお勧めします。

自分の身体と向き合って、いろいろなことに惑わされず、漢方薬をつづけてきて本当によかったと思っています。

黒ずんだ皮膚の色が少しずつ自然の色に

K・Y（女性19歳）

「民間療法」だと思っていた漢方は、きめ細かなオーダーメイドだった

私は3歳のころからひどいアトピーで、ずいぶんあちこちの病院に行きました。父はやはりアトピーですし、母も花粉症なので、アレルギー体質は受け継いでいるのでしょう。

私が子供のころは、アトピー性皮膚炎になると、西洋医学の皮膚科に行って、ステロイド剤をもらうのが普通のことでした。ですから、私も当たり前のようにそうしていました。

しかし、だんだんステロイド剤の副作用についても意見が出はじめ、高校一年のとき、「やめようかな」と思ったのです。そんなとき、ある皮膚科の先生から「ステロイドを使うのはやめたほうがいい」というアドバイスをいただきました。そして、その先生はツムラの

漢方薬を出してくれたのです。

それまで、漢方に関心をもったことはありませんせん。それは「民間療法」のひとつで、人によっては合うかもしれないけれど、治るまでには相当な時間がかかるだろうと思っていました。

ところが、皮膚科の先生に勧められたことから、私も急に興味をもち、インターネットでウエマツ薬局を知りました。

初めて伺ったとき、植松先生は、私の全身の状態や生理、生理痛のことまで聞いてくださいました。そして、漢方薬は個人個人の体質やそのときの症状によって変わるのだと知って、うれしくなりました。

私は長年、ステロイドを使っていたので、皮膚は黒ずんでゴワゴワしていました。それを健康な状態に戻すのは、簡単なことではありません。けれども、漢方薬を使っているうちに、全体的に落ち着き、皮膚は徐々に自然の色を取り戻しつつあります。

体質を改善するには、日々の生活の仕方も大切

植松先生に相談しているうちに、体質も大きく関係していることも知りました。ですから、食べ物にも気をつけなければなりません。甘いものは大好きなのですが、控えるようにし、暴飲暴食をしないよう、心がけています。

入浴や洗顔も石鹸でゴシゴシこすらず、朝の洗顔も、水だけでそっと洗います。ただ、汗は大敵ですから、夏の暑い時期には、こまめにシャワーをしなければなりません。

それから、食器を洗うときのゴム手袋も必需品です。

植松先生は初めに「1年かけてようすを見ましょう」といわれましたが、たしかに全身の状態はずいぶん改善されてきました。肘、膝、首のまわりなどはまだよくなったとはいえないのですが、どこまでいけるか、じっく

り治していきたいと思っています。

痒みは依然として残っています。いま、大学のバレー部に入っているので、疲れている日には自然に眠れるのですが、痒くて眠れないときは入眠剤を使うといった状態です。

生活を振り返ってみると、リラックスしているときや何もすることがないときなどに痒くなるような気がします。この痒みを取るには漢方薬で症状を軽減すると同時に、体質を改善することが必要なのだと感じています。

私は現在、大学の薬学部で「薬用植物学」という生薬《しょうやく》の研究をしています。自分自身のことも含めて、もっと漢方を勉強しなければなりません。とても興味深く、奥の深い学問ですから、自分の身体を治しつつ、多くの知識を吸収していきたいと願っています。

ステロイドから漢方治療に上手に移行して

K・H（女性31歳）

「これじゃ、通学は無理だな」と私の顔を見て、両親も絶句

私は小さいころからアトピー性皮膚炎に悩まされていました。

いろんな病院へ通い、そのたびに飲み薬、軟膏、注射をしてきましたが、一時的によくなるだけで、少し経てばすぐ逆戻りです。病院に行き、注射をしてもらうと、なんとなく精神的に落ち着くのですが、それも長くはつづかないのです。

首、腕、膝の裏のような関節を中心に耳たぶも切れていました。「象のような皮膚」と、よくいいますが、まさにそんな感じでした。

頭皮も頭を洗って乾かしたその場からふけのようにポロポロと落ち、とても気になって、精神的にも落ち着きませんでした。家にいれば常に鏡とにらめっこで頭のなかの頭皮をとる作業ばかりしていました。

そのころのそんな状態で、よく学校に行ったものだと自分でも感心してしまうほど、見ていられないくらいの姿だったと思います。きっとまわりの人たちもそんな姿を気持ち悪いと思っていたのではないでしょうか。

リンパ液が流れ出し、それが乾いてピキピキになっている皮膚はとても気持ちが悪く、顔が邪魔で、顔をとってしまいたいくらいでした。

どんなときにも「我慢して学校に行きなさい」といっていた両親も、あるときばかりは私の顔を見て絶句し、「これじゃ、無理だな」と、いったほどです。

そんな顔を手で覆い隠し、病院に駆けこんだとき、待合室にいた大勢の患者さんの私を見る目がとても怖かったことを思い出します。

病院で出していただいた軟膏のおかげで、数日も経つとすっかりよくなりました。

そのときは大喜びでしたが、いま思えばステロイドのなかでも強い薬だったと思います。

その後も良くなったり悪くなったりを繰り返し、薬が絶えることなく生活していました。

都会に出ていた私でしたが、アトピーの悪化により仕事にまでさしつかえるようになったため、退職して実家に帰ってきました。

そして、ステロイドを断とうと決意したのです。

ステロイドに頼らざるをえないころ、漢方の治療に出会って

ステロイドをピタッとやめたため、身体、

顔、頭のアトピーは一気に出ました。それまで、ステロイドを飲んで、塗って、注射してアトピーを抑えこんでいたのですから、当然の反応だったのかもしれません。

普通ならステロイドを塗りたいところですが、ひたすら我慢しました。その我慢は半端なものではありません。もう、死ぬ思いで耐えるのですから。

どうしても前向きになれなくて、被害妄想ばかりです。正直、死にたいと思ったことも何度もあります。

３、４年かかったでしょうか、なんとかステロイドなしでいられる身体になりました。

ところが、２００３年2月、突然悪化しました。そのころ入った温泉が肌に合わず、ヒリヒリして、翌日顔がボロボロになったのですが、すぐによくなるだろうと思っていました。

しかし、なかなか治らず、何年も顔にだけはステロイドを塗らずにいられたのに、使わざるをえない状態になりました。ステロイドを塗ると数日で湿疹も治まってきました。

その後は、ステロイドをやめるとたちまち悪化、またステロイドを塗る、また悪化、これの繰り返しです。

そんな状態で2カ月ほどたったあるとき、インターネットのホームページで、ウエマツ薬局の植松光子先生を知ったのです。

私は助けを求めるような気持ちで先生に電話をし、相談しました。先生はとても親切で、親身になって相談にのってくれました。

過去のことから現在の状態までを私なりにお話して、その状態にあった煎じ薬と軟膏を出していただきました。利尿して熱を体外に出し、冷やす働きのある漢方薬だということでした。

さっそくお薬を届けていただき、初めて煎じてみました。確かに煎じる時間もかかり、手間もありますが、それより初めて飲んだ、その味のまずさに、思わず先生に電話をしてしまったほどです。でも、アトピーが治るなら、現在も我慢して飲んでいます。決しておいしくはありませんが、慣れてしまえば飲めるものですよ。なんといっても、アトピーを治すためですから。

「ひどいときはステロイドも使って」不安を解消してくれたアドバイス

煎じ薬を飲みはじめたころは、ひどい状態ではありましたが、ステロイドを使用することを我慢していました。

しかし、先生の「あまりひどいときは細菌に感染してしまうから、いやでもステロイドを使わないと。それでも、皮膚の下ではだんだん治す力はできているからステロイドは徐々に減らせていけるから」という言葉に、私も少し安心し、ステロイドを塗ることにしました。

身体も精神も限界まできていましたので、ステロイドに頼り、よくなったときは気がまぎれるのでした。

しかし、長期間塗りつづけることはしたくなかったので、1週間ほど塗り、よくなればやめる、という方法でやってみましたが、やめるとすぐに悪化してしまうのでした。

良くなったり悪くなったりの繰り返しで、ひどいときは良い状態が1～2日しかもたないという状態がしばらくつづきましたので、もうほとんどステロイドを塗りつづけているようなもので、もう私の身体はステロイドなしではいられないのだと思うと、これでいいのだろうかと、とても不安になりました。

精神的に追い詰められ、不安でいっぱいで、たびたび先生にメールをしたり、写真を送ったりして、不安な気持ちを訴えていました。

どんなときでも先生は「絶対良くなるから大丈夫、ステロイドも、だんだん使わなくなる時期が長くなる日がくるから」と励まし、安心させてくれました。

夏は、とにかく身体じゅうが痒くて痒くてイライラするほどでした

リバウンドだと思うのですが、いつまでこんな状態がつづくのだろうか、本当によくなるのだろうかと、不安でどうしようもなかったです。

もうそのころは、ステロイドばかりに頼っていましたが、私もできるだけ塗らない日を長くしたい、と思い、頑張ってはみるのですが、もう我慢しきれないほど、どうにもならないほど痒みが強く、あきらめてしまうのでした。

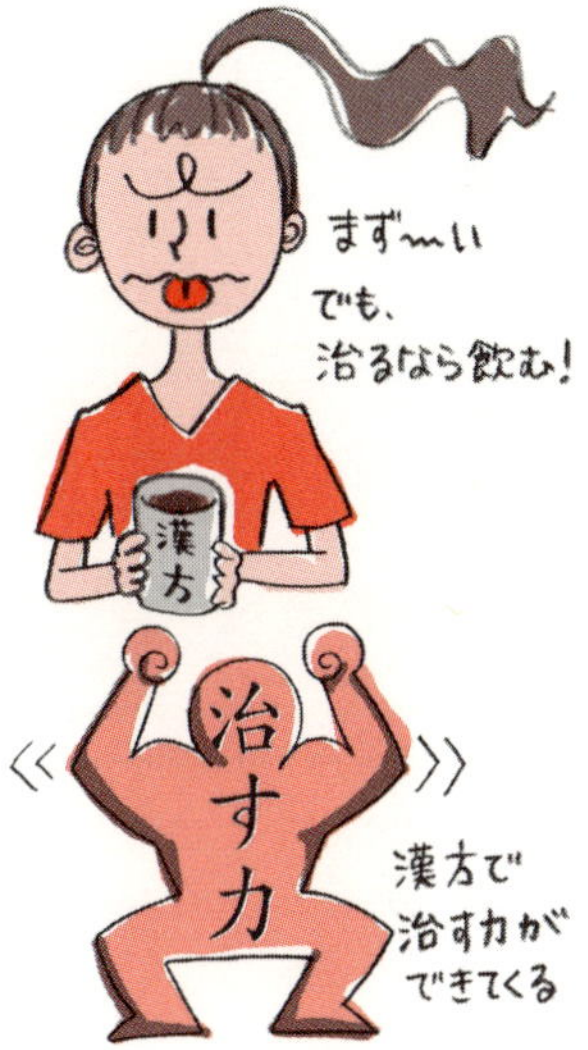
まず〜い
でも、
治るなら飲む！
漢方
治す力
漢方で
治す力が
できてくる

先生のアドバイスにより、1日分1袋の煎じ薬を、2回煎じて、1日に飲む量を倍にすることにしました。

眠れなかった日々が、ウソのような落ち着いた毎日に

なかなか良くならない日々がつづきましたが、それでも、徐々に、塗らない日が、1〜2日だったのが、頑張ってギリギリ1週間にまで延ばせるようになりました。

そのころです。あれほどひどく、外出もできないほど、パンパンに腫れ、むくみ、真っ赤だった顔にステロイドを塗らなくてもいいくらいになったのです。

完全に治ったわけではないのですが、塗らずに我慢ができるようになった、というだけでも大進歩です。

あれから、さらに3カ月以上たちますが、顔にはほとんどステロイドを塗っていません。身体のほうは我慢して頑張って、1週間弱ステロイドを塗り、1週間塗らず、という感じでなんとか落ち着くようになってきました。

そして、いま現在。痒くてときどきステロイドに頼ることもありますが、漢方を始めたころのことを思えばステロイドを塗る量もかなり減り、間隔もさらに長くなっています。

身体もずいぶんと楽になりましたし、精神的にも落ち着いています。

ほとんど毎日眠れず、眠りたいのに真夜中でも起きていたころが嘘のようです。

こうした経験を通して思ったことは、漢方に100%頼るのではなく、食生活など、自分でもできることに気をつけながら生活することも大事だということです。イライラすると、ついチョコレートやお菓子に手がいってしまうのですが、そんなことのないよう、気持ちもリラックスさせながら毎日を過ごすことが大切なのだと、つくづく感じています。

まだ時間はかかるかと思いますが、しっかり治すために漢方はつづけていきます。そして、いつの日か漢方なしでもいい状態でいられるような身体になっていたいと思います。

第2章

中医学で治す！
アトピー性皮膚炎

世界じゅうで増えつづけるアトピー性皮膚炎

現代の難病といわれるアトピー性皮膚炎で、多くの方が夜も眠れないほど悩んでいます。

医学が発達し、ほかには例を見ないほど清潔な国になった日本では、ここ30年ほどのあいだに重い感染症が減ったかわりに、アレルギー疾患や生活習慣病などの慢性疾患が急激に増えました。

なかでも、アトピー性皮膚炎は生まれたばかりの赤ちゃんから中高年まで、幅広い年代層に深刻な問題を起こしている「現代の難病」です。

日本皮膚科学会の「アトピー性皮膚炎の定義・診断基準」によると、「アトピー性皮膚炎は憎悪、寛解を繰り返す、掻痒のある湿疹を主病変とする疾患であり、患者の多くはアトピー素因をもつ」とあります。ずいぶんむずかしい言い方ですが、わかりやすくいうと、「アトピー性皮膚炎とは、よくなったり悪くなったりを繰り返しながら、慢性に経過し、身体のあちこちに痒みをともなった湿疹が出る病気」です。

そして、アレルギーの原因となる抗体を出しやすい体質であったり、家族にアレルギー体質の人がある場合に出やすい病気です。

厚生省が1992〜1998年に行なった「アレルギー疾患の疫学に関する研究」の結果によると、何らかのアレルギー疾患をもっている人は乳幼児で28・3%、小中学生32・6%、成人30・6%と、およそ国民の3人にひとりがアレルギー疾患をもっていることが判明しています。

そのうち、アトピー性皮膚炎についてみると、2001年と2003年に小学1年生と6年生を対象に行なわれた調査で、11%にアトピー性皮膚炎が認められました。

アトピー性皮膚炎の原因はまだわかってい

2

アトピー性皮膚炎有症率の年代別推移（対象：4～15歳児）

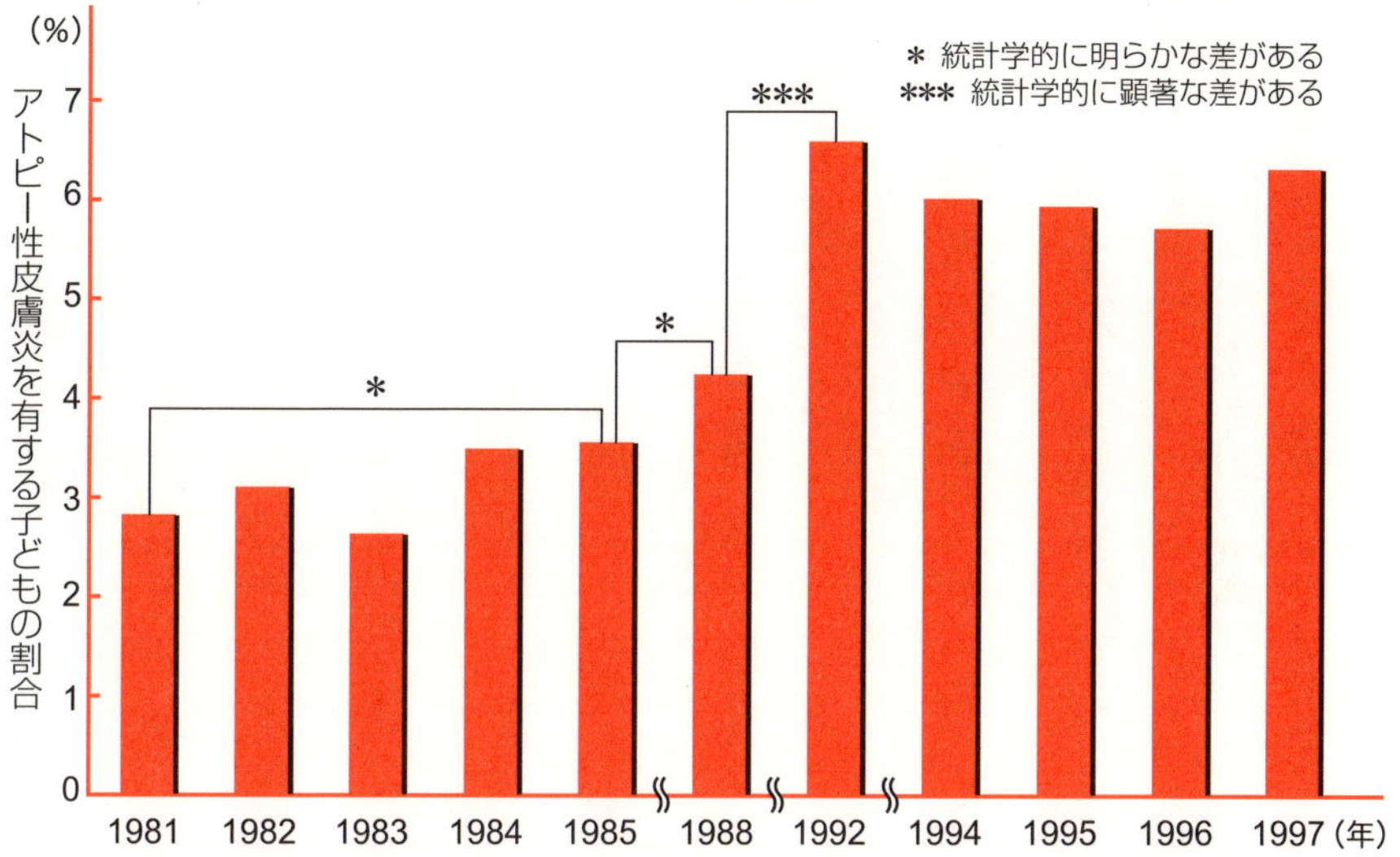

▲1981年以来、藤田保健衛生大学（愛知県）が愛知県下の4～15歳児を対象に実施した定点皮膚科検診の結果

上田 宏　アレルギーの領域 Vol.5 No.10（1998）

アトピー性皮膚炎はアレルギー疾患のひとつ

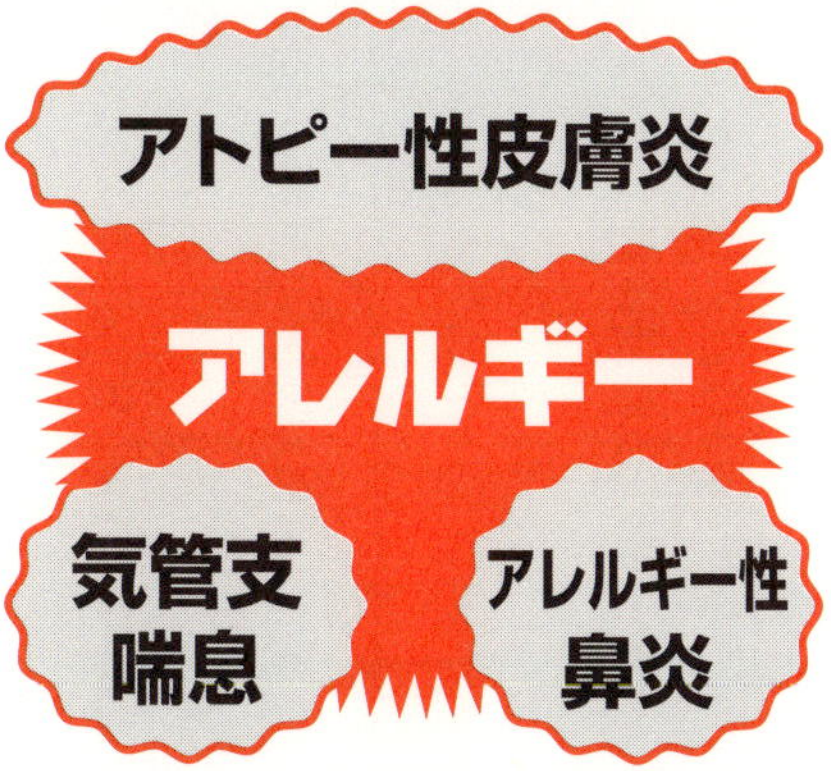
アトピー性皮膚炎
アレルギー
気管支喘息
アレルギー性鼻炎

アトピー性皮膚炎の特徴

◆痒みをともなう発疹が繰り返し繰り返し出現

◆発疹は顔や首、肘や膝のくぼみに現われやすく、ひどくなると全身に広がることもある

◆約80%の患者さんは5歳までに症状が現われる

◆“アトピー体質”という遺伝的な要素が関係

◆気管支喘息、アレルギー性鼻炎などにかかりやすい傾向がある

ません。環境、遺伝、食べ物、体質、自律神経のアンバランスなどが複雑にからみあって作られた歴史上まれな病気といえるでしょう。

そして、それは日本にかぎらず、世界各地で起こっている現象なのです。

治療法は数えきれないほどあって、マスコミなどで話題になると、食事内容を変えてみたり、サプリメントを使ってみたりと、いろいろ試される方も多いのですが、ある人には効いても、ある人には効かないといった具合で、これといった特効薬がないのが現状です。

しかし、私はこの20年間ほど、一貫して中医学の考え方でアトピー性皮膚炎の人たちに漢方薬を出して、多くの方が快方に向かい、喜んでいます。

アレルギー疾患や成人病、加齢にともなう不調などを西洋医学の薬で治療するためには、複数の薬が必要となります。

それは、個々の病名に合わせて対処しなければならないためですが、中医学では「病気は自然界と自分自身の身体の両方からの影響で発病する」と考え、身体全体を見て総合的な治癒力を高めます。

体質全体、症状、季節などすべてを考慮に入れながら、その人に合った漢方薬を飲んでいると、再発しても治りが早いというよさもあります。

それは免疫力がついた証拠なのです。アトピーなどアレルギー疾患は免疫力と大いに関係がありますから、いかに免疫力をつけるかということが、よりよい治療に結びついていきます。

疾患の構造が変化するにともなって、漢方薬が見直されている理由のひとつがそこにあります。

原因は皮膚にではなく、身体のなかにある

アトピー性皮膚炎を西洋医学で治療する場

2

世界におけるアトピー性皮膚炎の有症率

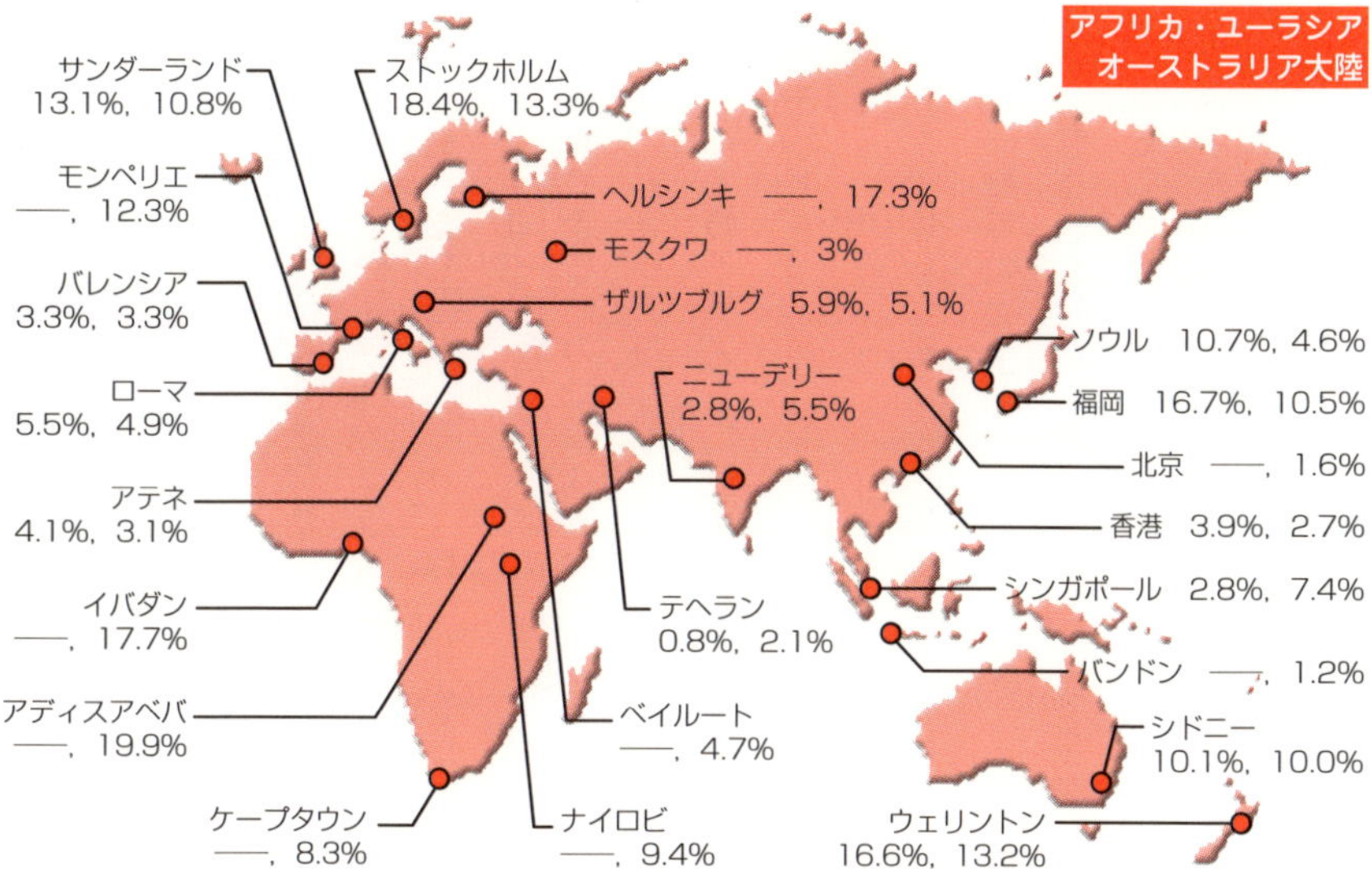

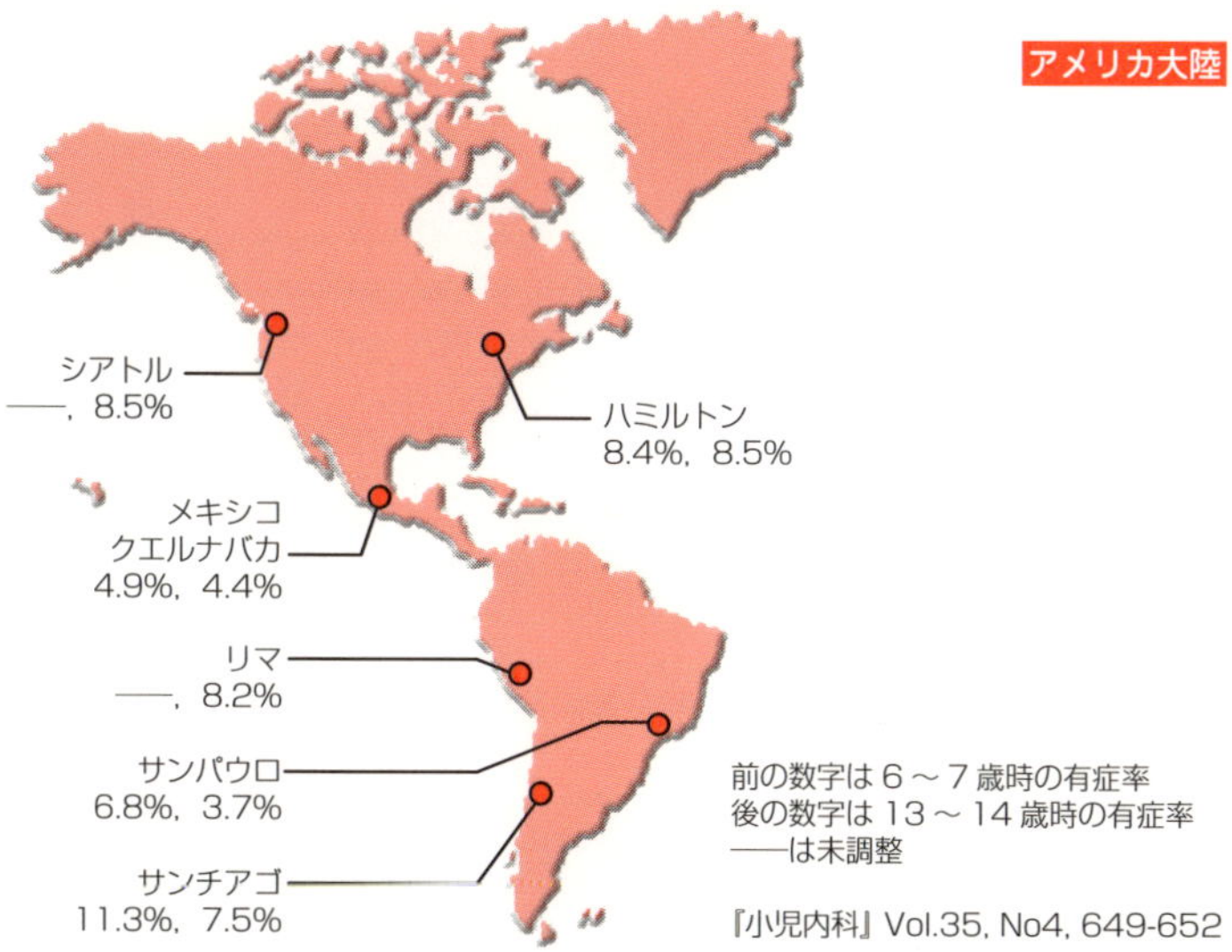

前の数字は６～７歳時の有症率
後の数字は 13 ～ 14 歳時の有症率
──は未調整

『小児内科』Vol.35, No4, 649-652

合には、痒みや炎症を抑えるためにステロイド薬を使うことがほとんどですが、ステロイドの使用によって、さらに複雑化し、ステロイド皮膚炎という厄介な病気を引き起こすことも知られるようになりました。

ステロイド薬が切り札のように思われていた時代もありましたが、それでは、根本的な解決にはなりません。

なぜ解決できないのでしょうか。

それは、アトピーの方の痒いところ、赤いところを身体のイラストに色塗りしていただくと一目瞭然です。かならず、身体の左右対称に起きています。

つまり、原因は皮膚にあるのではなく、身体のなかにあるのです。

また、悪化した時期を聞きますと、受験のとき、入社したとき、引っ越ししたとき、失恋したときなど、何かしら、ストレスが倍増したときに変化が起こっています。

こうしたことを考えると、皮膚疾患でも身体の内側から治さなければならないということもおわかりいただけるのではないでしょうか。

アトピー改善の指導をしていて気がつくことがありました。それは、アトピーがよくなると、生理も順調になり、子供ができないと悩んでいた人が妊娠したということもあるのです。アトピー性皮膚炎と婦人病は一見関係がないようですが、身体全体がよいバランスを取り戻すことで、体質が改善された結果です。

ステロイド剤については上手な使い方もあるのですが、それにはあとの章で詳しく触れましょう。

ツヤツヤ肌を取り戻す ツーステップきれい術

「漢方は効き方がゆっくりだと思っていたので、たった2カ月で効果が現れて驚き。希

アトピーの出やすい部位

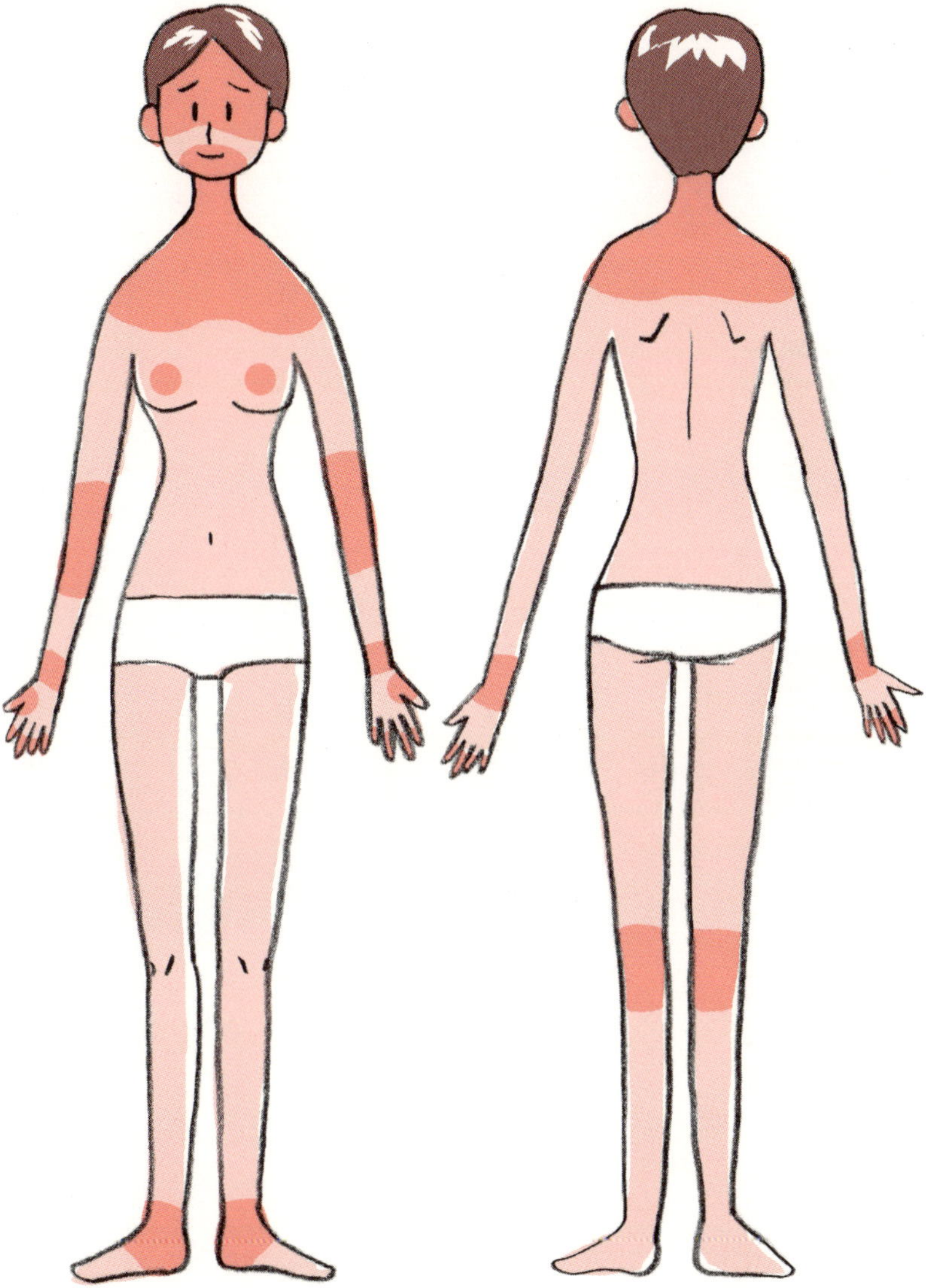

望の光が見えてきて、気持ちも明るく前向きになりました」

と話してくださった患者さんは、40歳の女性ですが、27歳ごろから悪くなり、ステロイド剤を5年前まで使っていました。あるお医者さんから漢方の煎じ薬とツムラエキス剤3種類を処方してもらって飲み、ステロイド剤もやめるように指導されたそうですが、いっこうによくなりません。

色白で、ほっそりした美人なのですが、私のところに来られたときは、顔、首、腕が赤黒く、夕方になると皮膚が剥けてきて、常に熱い感じがありました。

私は、彼女に「熱」を取り、赤みを取る生薬がたくさん入った中医処方を中心に飲んでもらうことにしました。その結果、何年間も感じられなかったツルツルの皮膚の手触りを取り戻すことができたのです。

この方の場合、初めは、アトピー性皮膚炎を改善するための第一段階、つまり、いま起きている「症状」を取り去る段階で、その症状が一段落したら、つぎにはその症状が起きやすい「体質」を変える必要があります。

このような考え方をもとに、アトピー性皮膚炎に中医学を取り入れて20年間、私が模索しながらたどりついたのは、「ツーステップきれい術」なのです。

誰でも、きれいなツヤツヤ肌になる、その方法をお教えしましょう。


〈ステップ1〉

アトピー性皮膚炎の真っ赤、腫れ、ジクジクなどのつらい症状を改善する漢方方剤と生薬、そして薬膳を活用する。


〈ステップ2〉

赤みが取れたら乾燥肌を治し、アトピー性皮膚炎の再発を防ぐための身体づくりをする。

その1　漢方薬
その2　保湿

ステップ１ つらい症状を取り去る

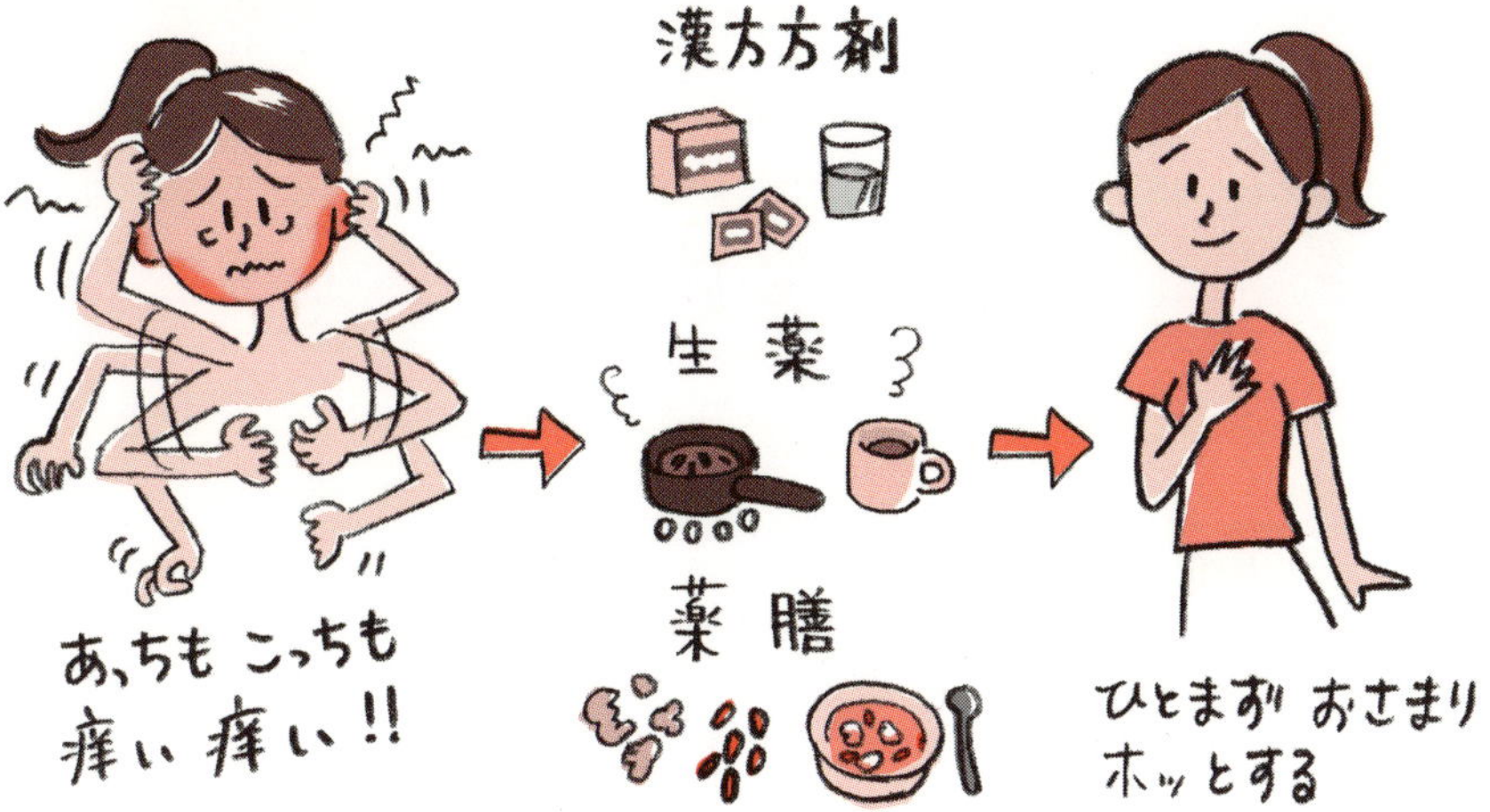
あっちも こっちも
痒い 痒い!!
漢方方剤
生薬
薬膳
ひとまず おさまり
ホッとする

ステップ２ 体質改善をして根本から治す

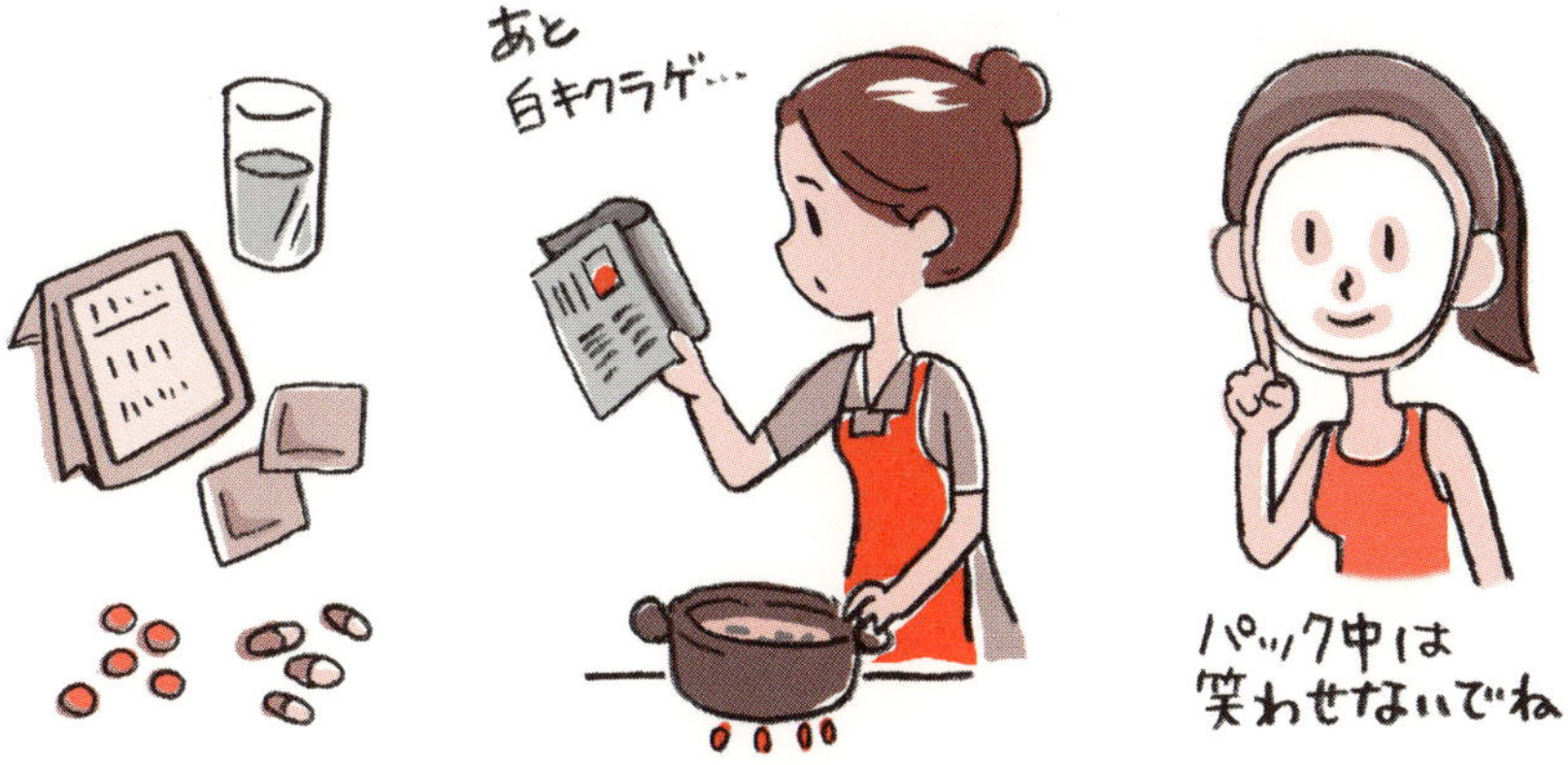
あと
白キクラゲ…
パック中は
笑わせないでね

漢方を処方してもらう　　薬膳をとり入れる　　保湿に努める

その3　心と身体を丈夫にする食事と運動、薬膳を生活に取り入れる

肌の状態がよくなったからといって、もう安心というわけではありません。そのためにステップ2が必要なのです。

皮膚を治すのに、なぜ身体のなかが関係するのか、簡単に説明しておきましょう。

健康な内臓は丈夫な皮膚をつくる

アトピー性皮膚炎の人には腸の弱い人が多く見受けられますが、内臓の働きを強化すれば、皮膚を丈夫にすることができます。まさに「皮膚は内臓の鏡」なのです。

たとえば、皮膚が赤いときは身体に熱がこもっていて、熱がこもると便は乾燥し、便秘になり、腸内毒素が生まれて、さらに皮膚炎が悪化するという悪循環を起こします。

このようなときには、身体の熱を取る漢方薬を飲めば、皮膚の赤みは取れて、便秘も治ります。

内臓を健康にすることで、身体全体の皮膚が丈夫になり、皮膚が丈夫になれば、さらに内臓も丈夫になって、免疫力は高まり、肌トラブル再発の防止につながるというわけです。

西洋医学にはない中医学の特徴は、体質を大きく7つに分けて考えることと、「五臓の関係」を見ていくことです。

「五臓」とは「肝、心、脾《ひ》、肺、腎」の5つの臓器で、このなかの「脾」は胃腸を含めた消化器全体のことを指しますが、ここではわかりやすく、「胃腸」と考えましょう。

アトピーは「五臓」すべてに関係しています。中医学によるきめ細かい観察によって選ばれた漢方薬が症状を改善し、さらにリズムのある生活を保ち、よい食事をして免疫力を強化すれば、かならずアトピーはよくなります。

ツルツル肌を取り戻すのは、あなた自身で

す。そして、中医学はそのための強力な助《すけ》っ人《と》になるのです。

身体にこもった「熱」がすべての原因

「たった30分でいいから、痒くない時間を神様がくださらないかしら」と話してくれた患者さんがいます。

アトピーの痒みは経験した人でないとわからないほど苦しいものです。痛みを我慢するよりも苦痛だと感じることさえあります。

この痒みと赤み、それがアトピーの患者さんにとってのいちばんの悩みです。

アトピー性皮膚炎になると、なぜ赤くなるのでしょうか?

中医学では身体にこもった「熱」がその正体だと考えます。

風邪をひいて熱が出ると、顔は赤くなりますが、おなじようにアトピーも身体にこもった「熱」が皮膚を赤くしているのです。

ただ、風邪の場合の「熱」は身体の表面にしか出ません。そして、治れば熱もひき、皮膚の赤みも治まりますから、短期間で症状は消えていくものです。

その点、アトピーは長期間にわたって身体に「熱」を蓄えてしまうところに問題があります。赤ちゃんのときから成人するまで、ずっとおなじ状態だったという人も少なくありません。

長いあいだの「熱」は身体の表面からしだいに内部にこもって、血が「熱」をもつようになります。

身体の奥にある血が熱をもってしまうと、風邪のように簡単に赤みを取るというわけにはいきません。

アトピーの患者さんの皮膚はテカテカと赤黒く、触ると熱く感じられます。

熱をもった皮膚は徐々に乾燥していき、痒みはどんどんひどくなっていきます。

血が熱をもっているかどうか、自分でチェックしてみましょう。次ページのチェックシートで、当てはまるものに○をしてください。

この表では、下へいくほど重症です。

血が「熱」をもつとアトピーは悪化しやすくなります。また、アトピーが悪いときに、このような症状が出ます。

「熱」を起こしている、ふたつの原因

「熱」の原因は、ふたつに分けられます。

ひとつは身体の外から来るもの。つまり、細菌やウイルスなど感染によって赤くなり悪化していくと考えられます。

もうひとつは身体のなかに原因があるもの。おもにストレスと食べ物、生活習慣の乱れです。

子供のころに軽いアトピーかなと思っていた人のなかに、成人してから急に悪化したというケースが少なくありませんが、そのきっかけがほとんどの人にあるようです。

前述したように、受験・就職時期、仕事が忙しい、結婚など、何らかの形で自律神経がバランスを崩したときに再発するのです。

また、食べ物は脂っこいもの、辛いもの、甘いものの食べ過ぎ、炭酸飲料、コーヒー、酒などの飲み過ぎが身体に「熱」を溜めこむ原因になります。

中医学と西洋医学にはこんな違いがあった

では、具体的なアトピーへのアプローチの前に、簡単に中医学と西洋医学の違いについて触れておきましょう。

普通、西洋医学では詳しい検査をしたうえで、病名を決め、それに沿って処方を含めた治療を行ないます。病名が決まらなければ、

あなたの血は熱を持っていませんか？

チェック表

下へ行くほど重症 ↓

- □ 肌が荒れやすい
- □ 辛いものや脂っこいものが好き
- □ 便秘がち
- □ イライラしやすい
- □ のぼせやすい
- □ 口が渇く
- □ 生理前にニキビが出やすい
- □ 目が充血しやすい
- □ 舌の色が赤い
- □ 赤いニキビや吹き出物がでやすい。赤い発疹が出る
- □ 出血しやすい（不正出血、痔、鼻血、血尿、血便など）
- □ 生理が早く来て出血量が多く、色が真っ赤
- □ 微熱、発熱

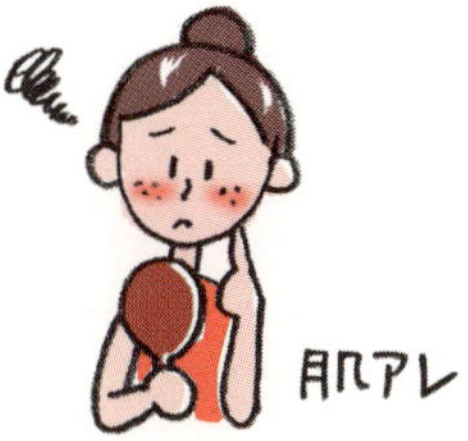

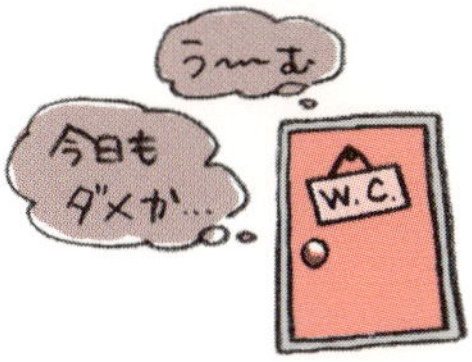

ひとつでも当てはまれば血は「熱」をもっています

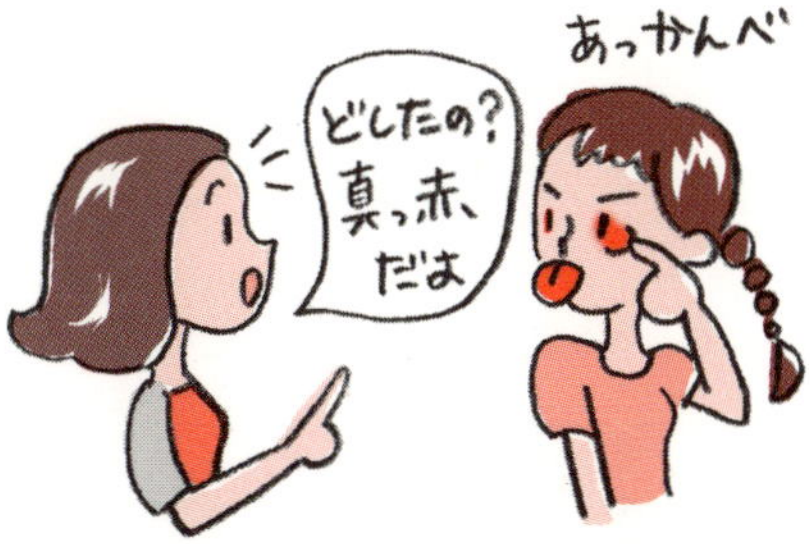

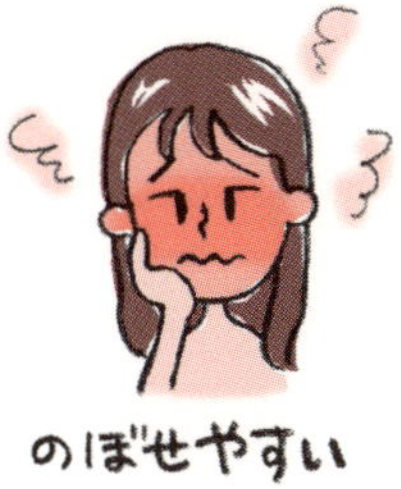

薬は出ません。

しかし、中医学では病気をその部分で考えるのではなく、全体としてとらえます。ですから、西洋医学では病名のつかない不定愁訴や未病に対しても、必ず処方箋があるのが漢方なのです。

中医学では、病気の種類を「熱証」「寒証」など証で分けて、五臓との関連を見ながら、その「証」を見きわめることを「弁証」、弁証の結果から治療方法を決めることを「論治」といい、両方をくっつけて「弁証論治」という言い方をします。

病気の状態と体質を陰陽虚実で見る

中医学では、「証」を決定するために、「陰陽虚実」という考え方をします。これは証診断のための重要なモノサシのひとつです。

●陰陽

宇宙と人間の現象を「陰」と「陽」に分ける考え方ですが、わかりやすくておもしろい方法です。

「陰」とは、暗い、寒い、月、夜などで、陰気な人、冷え、水、女性も含まれます。

病勢は沈滞、潜伏していて、はなはだしく表に現われることはありません。また、患者さんは寒けを訴え、手足が冷えて顔色や皮膚が青白くなってきます。

「陽」は明るい、熱い、温かい、昼、太陽、夏、陽気な人、暑がり、エネルギー、男性などをいいます。

多くの場合、炎症、充血、発熱などをともない、肌が赤く充血してきます。

中医学は「バランスの医学」といわれ、身体の過不足をちょうどよくするものです。

アトピーに関していえば、皮膚が赤いのは「陽」が過剰なので、「清熱作用」のある生薬《しょうやく》を用いて「熱」を取り、「陽」が過剰にならな

「陰」と「陽」

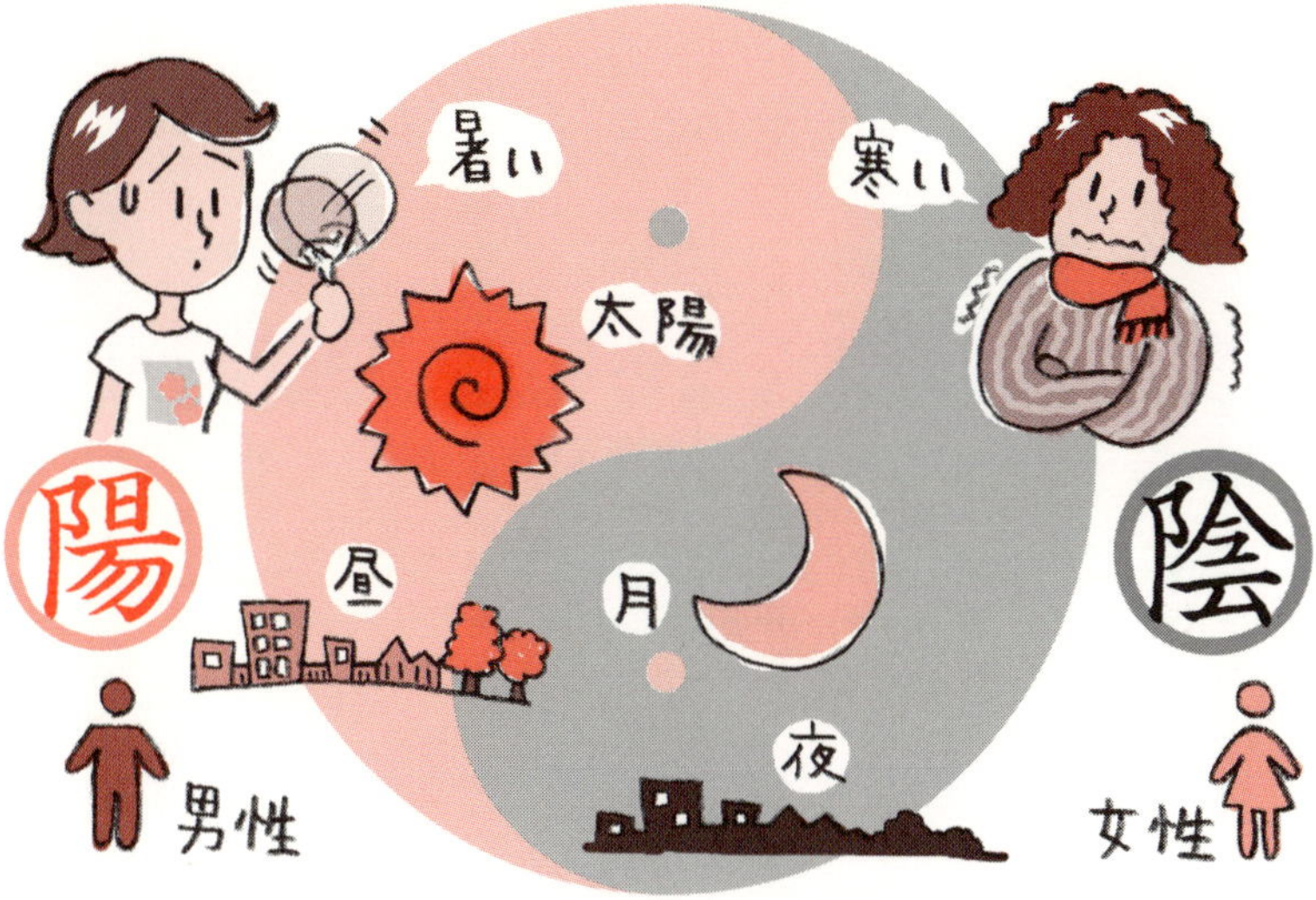

ないようにコントロールします。同時に、キムチやチョコレート、ケーキ、肉などのとりすぎ（1日70g以上）、お酒などは身体を熱くし「陽」を過剰にしますから、これらを少なくして「熱」をとる野菜を多くとることが大切です。

「熱」が強くなると、水分は蒸発し、皮膚は乾燥して、「陰」は減ってきます。つまり、陰陽のバランスが崩れて悪化するのです。

● 虚実

「虚実」とは人体の抵抗力と病気の強弱を見るものです。「虚」とは人体にとって必要な物質や機能の不足を指します。「実」とは不必要、有害なものです。

トラブルを見抜くポイントは「気《き》・血《けつ》・水《すい》」のバランス

中医学では、人体を構成している組織や臓

器に対して活力や生命力を与えているのは、「気」と「血」と「水」の3つだと考えます。体内を循環しているこの3つの流れが滞《とどこお》ったり、偏在したりすると、さまざまな症状や障害が起こるのです。

●気

気は目に見えないエネルギーと考えてください。

気が体内で足りなくなる（気虚）と、元気不足となって、疲れやすくなったりします。「病は気から」という言葉がありますが、まさにこれがその「気」です。

●血

「血」とは体内を巡り、身体じゅうに栄養を運ぶ血液と考えてよいと思います。

血が不足した状態を「血虚」といいますが、皮膚にも栄養分は運ばれなくなり、カサカサと乾燥した状態になります。脱毛、集中力の低下、不眠、過少月経なども血虚のサインです。

また血が滞った状態を「瘀血《おけつ》」といい、口の渇き、月経異常、痔、唇や舌の暗赤色化、肌はガサガサして赤黒くなるなどの症状が現われます。

●水（中医学では津液《しんえき》）

血液以外の体液全般をさして「水」といいます。

体液がスムーズに流れなくなった状態を「湿（水滞）」といいます。

主な症状は浮腫、水様性下痢、めまい、立ちくらみ、頭重感などですが、皮膚も水分代謝が悪くなると、ガサガサになったり、逆に汁が出たりします。

アトピーの患者さんで皮膚は乾燥しているのに、掻くとジクジクした汁が出てくるのは、この状態なのです。

「気血水」の関係

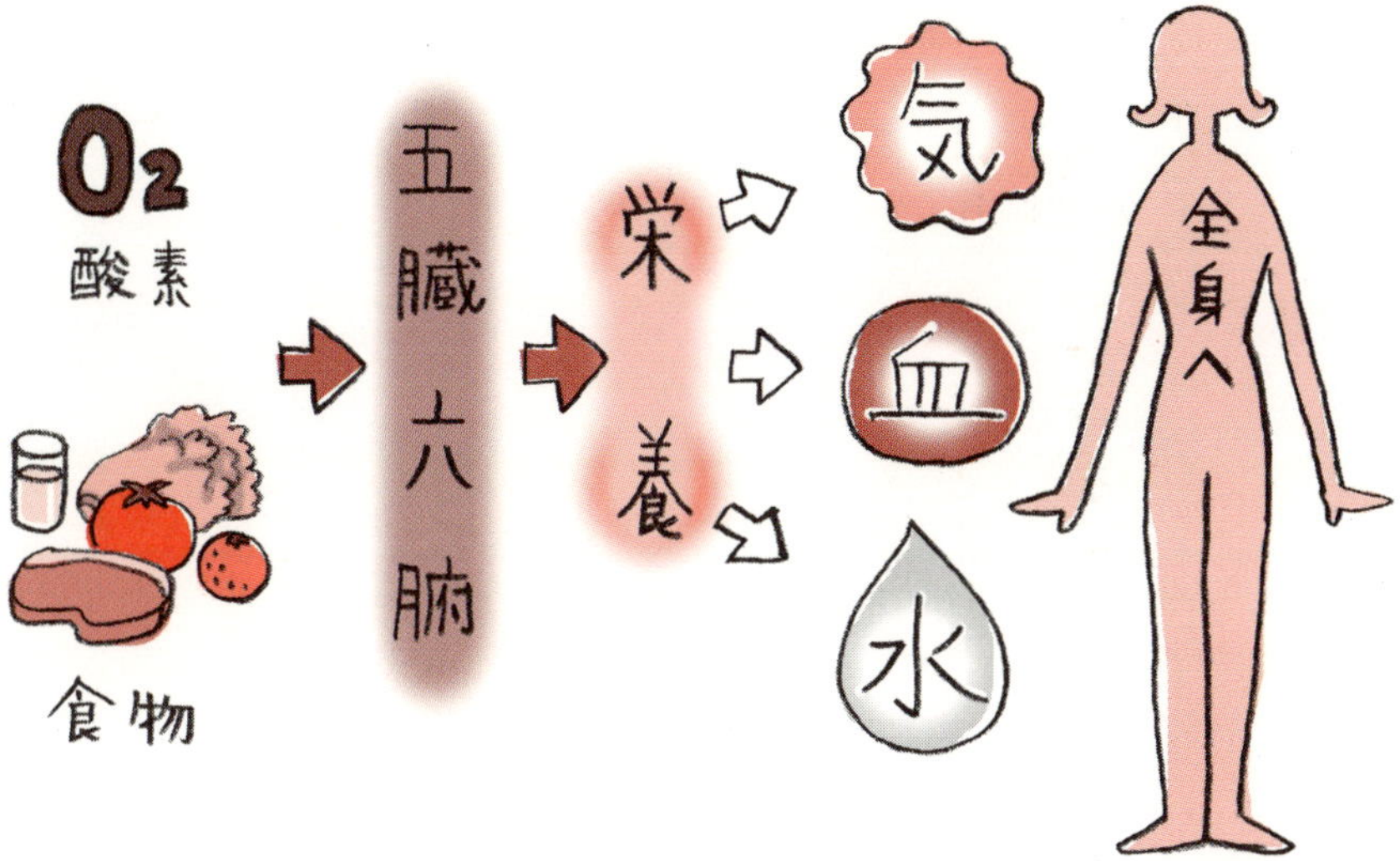

身体に起こるすべての症状は五臓と関係する

「五臓六腑にしみわたる」という言葉がありますが、この五臓六腑というのは、もともと東洋医学の言葉で、もちろん体内にある臓器のことです。

「気・血・水」が体内を巡るエネルギーだとしたら、五臓六腑は気・血・水をつくったり、運んだり、貯蔵したりする器官だと考えられます。

五臓とは「肝、心、脾、肺、腎」の５つをいいます。

「肝」とは肝臓だけでなく「かんが強い、かんが高ぶる」などの自律神経も指します。

「心」とは心臓だけでなく、血液の流れや心の精神状態も指します。

「脾」とは主に胃腸などの消化器を指します。

「肺」とは呼吸器だけでなく皮膚も皮膚呼吸

しているので、皮膚も肺の一部と考えます。「腎」とは腎臓と副腎や免疫、生殖器、遺伝なども指します。

アトピーに関して、五臓との関連を説明しますと、「肝」は自律神経と関係します。特に問題になっている「ストレスで悪化する」というのは、自律神経の問題が大いに関係があります。

アトピーになっている人は神経質、まじめで学校の成績はよい人が多いといった点も考えられます。

「掻きぐせ」も、いま問題になっています。痒くなくても掻いてしまう、そのため皮膚が傷つきまた痒くなる、という悪循環。なぜ痒くなくても掻いてしまうのか。まだこの点についてはわかっていませんが、阿保徹先生の理論では自律神経、特に副交感神経が大いに関係しているようです。

「心」は血流、心のことを指しますが、アトピーが長引くと肌は黒くなってきます。この状態を「瘀血《おけつ》」といい、血流が滞っているのです。この汚い肌を治すのには血流をよくする赤芍薬《あかしゃくやく》などを用いていきますと、黒い肌も治るばかりか、顔が全部きれいになって、うらやましいくらいです。漢方薬は飲むので、軟膏と違って全身に作用してよくすることが実感できます。

特にアトピー性皮膚炎と関係のあるのは「脾《ひ》」で、おもに胃腸のことを指します。アトピー性皮膚炎の人は下痢しやすい、便秘、太らない人が多く見受けられます。

皮膚をつくる大事な食べ物を吸収する「胃腸」は、いちばん大事な臓器です。

また、アトピーの人には花粉症、気管支喘息の人もかなりいます。前述したように皮膚も皮膚呼吸しているので「肺」の一部です。

それから「腎」についても副腎や免疫、遺伝などアトピーとの関連が強いことがわかります。乾燥肌は生まれつきで親や兄弟にも乾燥肌がいる、といった家族的なことが考えら

五臓と身体の関係

肝
KAN

自律神経など
アトピーがストレスで悪化する

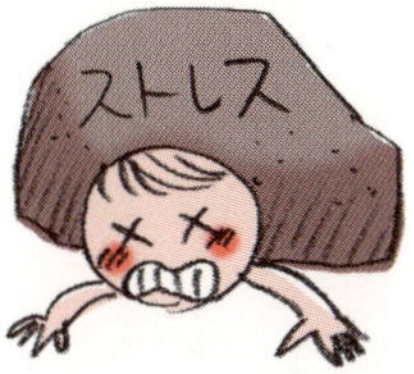

心
SHIN

血液の流れ、精神状態など
血流が滞り、瘀血状態になると肌が黒くなる

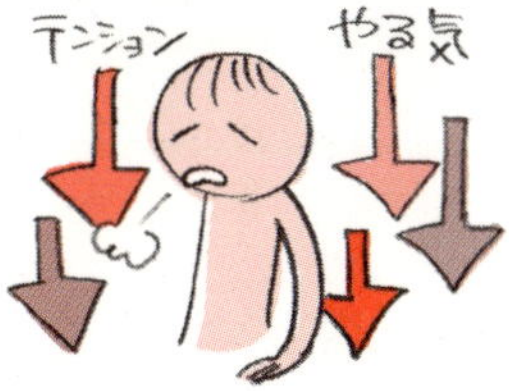

脾
HI

消化器、胃腸など
胃腸が弱く、下痢や便秘をしやすい

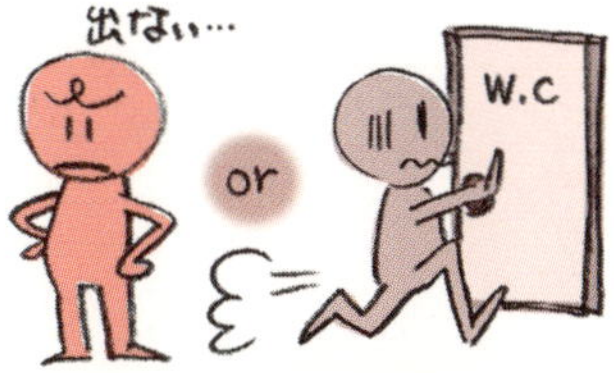

肺
HAI

呼吸器、皮膚など
花粉症や気管支喘息の人が多い

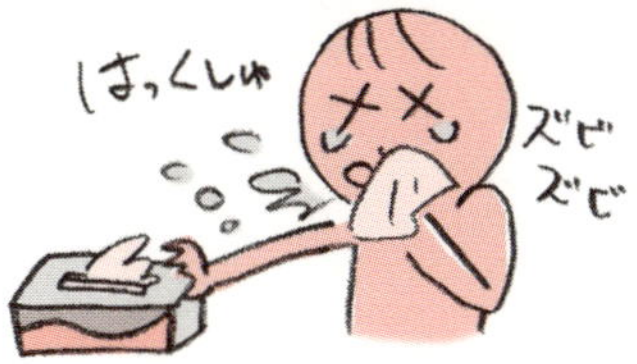

腎
JIN

免疫、遺伝など
乾燥肌などが遺伝することがある

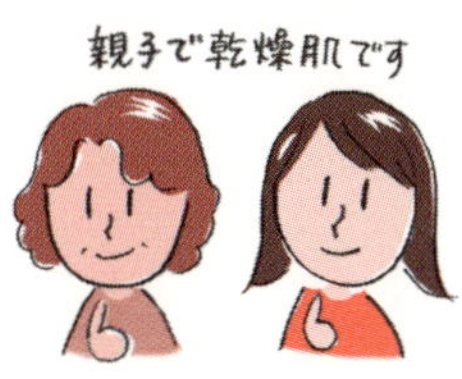

れます。なぜ乾燥肌に生まれてくるのか、これもまだわかっていません。

アトピーは免疫の過剰防衛の症状です。外から副腎皮質ホルモン（ステロイド）を補うのではなく、自分の副腎を元気に働かせて、免疫力をアップさせ、自然治癒力を高めることが大事です。

このようにみていくと「五臓」のすべて「肝」「心」「胃腸（脾）」「肺」「腎」が関係していることがわかりましたね。

一言で漢方といってもふたつの流れがある

現代医学を専門としている医師でも、いまでは70％以上が日常診察の場で漢方薬を使っているといわれています。それほど広がりをもってきた漢方ですが、それにはふたつの流れがありました。

ひとつは江戸時代から主に使われている「日本漢方」で、もうひとつは現代の中国で使われている「中国医学」、中国では「中医学」といいます。

両方とも中国の伝統医学ですが「日本漢方」は２０００年近く前の「漢」の時代にできた「傷寒論」「金匱要略」という本の処方をもとに、江戸時代から日本で発展した独特の医学です。

二千年前は地球が寒かったので、寒さに傷められたときの処方が多く載っています。いわゆる一般にいわれている漢方はこのころできた処方が多く、アトピーのような「熱」がこもってできた病気には、残念ながら薬の力は足りません。

一方「中医学」とは現代の中国で用いられている伝統医学で、人間の五臓の流れや季節との関係、体質、症状をよく見て、「熱」があるか、「寒」があるかなど、「弁証」し、治療方針を考えるのが特徴です。

中医学は「その人の体質、症状に合わせて

2

同病異治

病気が同じでも体質、症状が違えば、治療法は違う

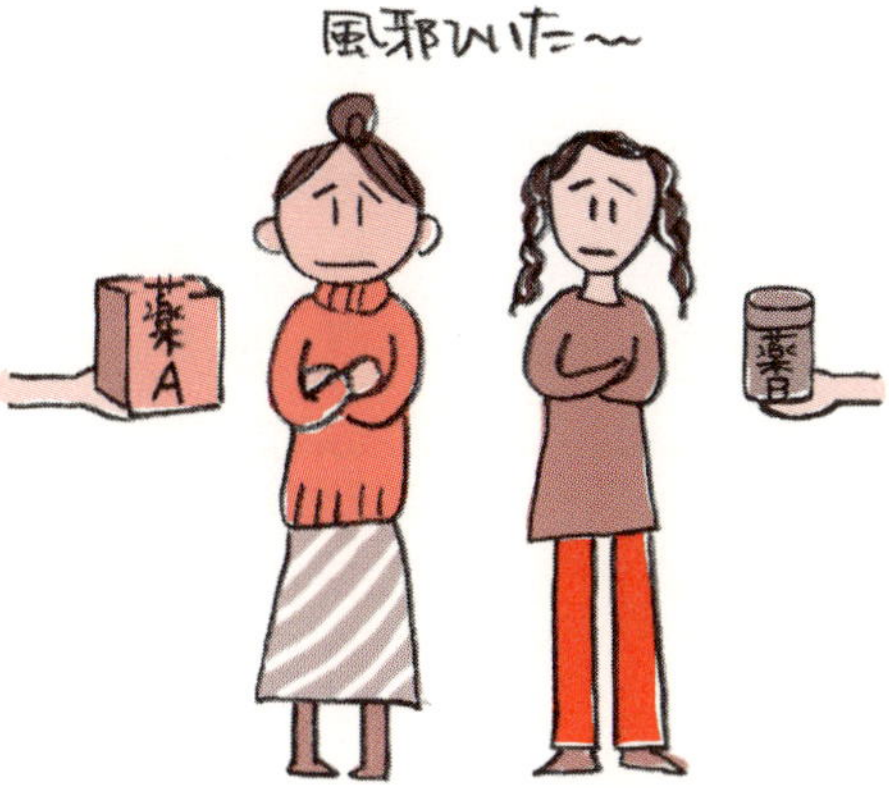
風邪ひいた〜〜
薬A
薬B

異病同治

病気が違っても体質が同じだと、治療法は同じ

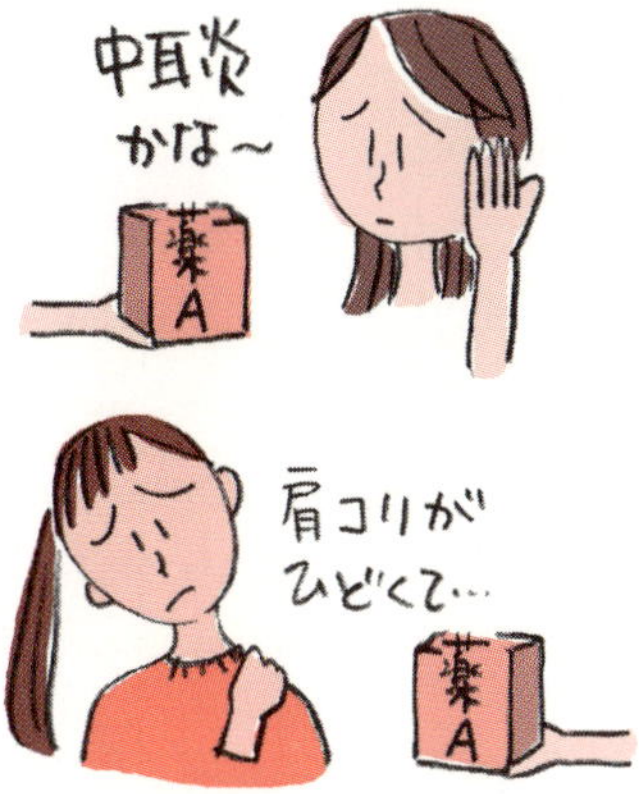
中耳炎かな〜
薬A
肩コリがひどくて…
薬A

薬を出す」のです。

この二千年間に中医学は、さらに発展し、一方、地球温暖にともなって「温病《うんびょう》」といわれる「熱のこもった病気が増えてきました。アトピーなどは温病に属しますので、アトピー治療には中医学が適していると思われます。

漢方薬は人に合わせて処方する医薬品

西洋医学の特徴は原因を調べ、病名がつけば治療方法はどの人も軽重の違いはあってもほとんど同じ、ということです。逆に原因不明では治療方法がなく、対症療法しかない、ということです。

中医学の大きな特徴は、病気が同じでも体質、症状が違えば治療方法は違うところです。このことを「同病異治《どうびょういじ》」といいます。逆に病気が違っても症状、体質が同じですと治療方

法が同じです。このことを「異病同治《いびょうどうじ》」といいます。

原因がわからなくても症状、体質から考えた漢方薬を飲みますと症状、体質が改善されて治ってしまうのが、漢方のおもしろいところです。

アトピーや花粉症などアレルギー疾患、自律神経失調による現代病、婦人病、高血圧症なども漢方の得意とするところです

漢方薬は原則として、生薬を組み合わせて作られます。組み合わせることによって、薬効は増すのです。これは古代中国人の英知といってもいいでしょう。

そこで、気になるのは、最近、生薬を原料としたサプリメントや健康食品などと漢方薬を混同して考えている人が少なくないということです。

漢方薬は健康食品や民間薬とは違って、漢方医学の理論に基づいて処方された「医薬品」であることを知っておいてください。

そして、その処方は簡単なものではなく、「症状と体質」に合わせて行なわれていますので、健康食品やサプリメントよりずっと効き目がよいのです。

第3章

タイプ別に対処！
美しい肌を取り戻す
「きれい術」

部分を見るのではなく、全体を見ることが大切

アトピー性皮膚炎は、多くは乳児期に発症して、小学校に入学するまでに、あるいは思春期ころには治る傾向にあるといわれていた時期がありました。けれども、現代では必ずしもそうではありません。乳幼児のころになんでもないのに、成人してから発症するという人も増えていて、しかも治りにくいタイプが目立ってきました。

そして、年齢や季節によっても、湿疹の状態や、できる場所が変わってきます。

中医学と西洋医学のアトピーへのアプローチの仕方で大きく違うのは、中医学では肌の症状によって薬が異なっているということです。

肌の症状は年齢や季節にも左右されますが、いちばん影響を与えているのは、ひとりひとりの体質の違いといえるでしょう。

そこで、細かく症状を見て、それぞれの体質を見きわめます。そのうえで、症状と体質に合った漢方薬を飲みます。すると、症状がよくなるだけでなく、体調もどんどんよくなっていく。それが漢方薬の大きな特徴です。

身体のある部分に生じた歪み《ゆが》（病気）は、身体全体の歪みからくるひとつのサインなのですから、部分に注目するだけでなく、身体全体を見ることが必要なのです。

たとえば、人の身体とアレルギーを木にたとえてみると、よくわかります。ストレスや熱、湿気などが身体つまり幹に負担をかけ、さらに季節の変化などが作用してくると、その幹から出ている枝につながる葉っぱにはいろいろな症状が出てきます。それが、アトピー

3

人の身体とアレルギーの木

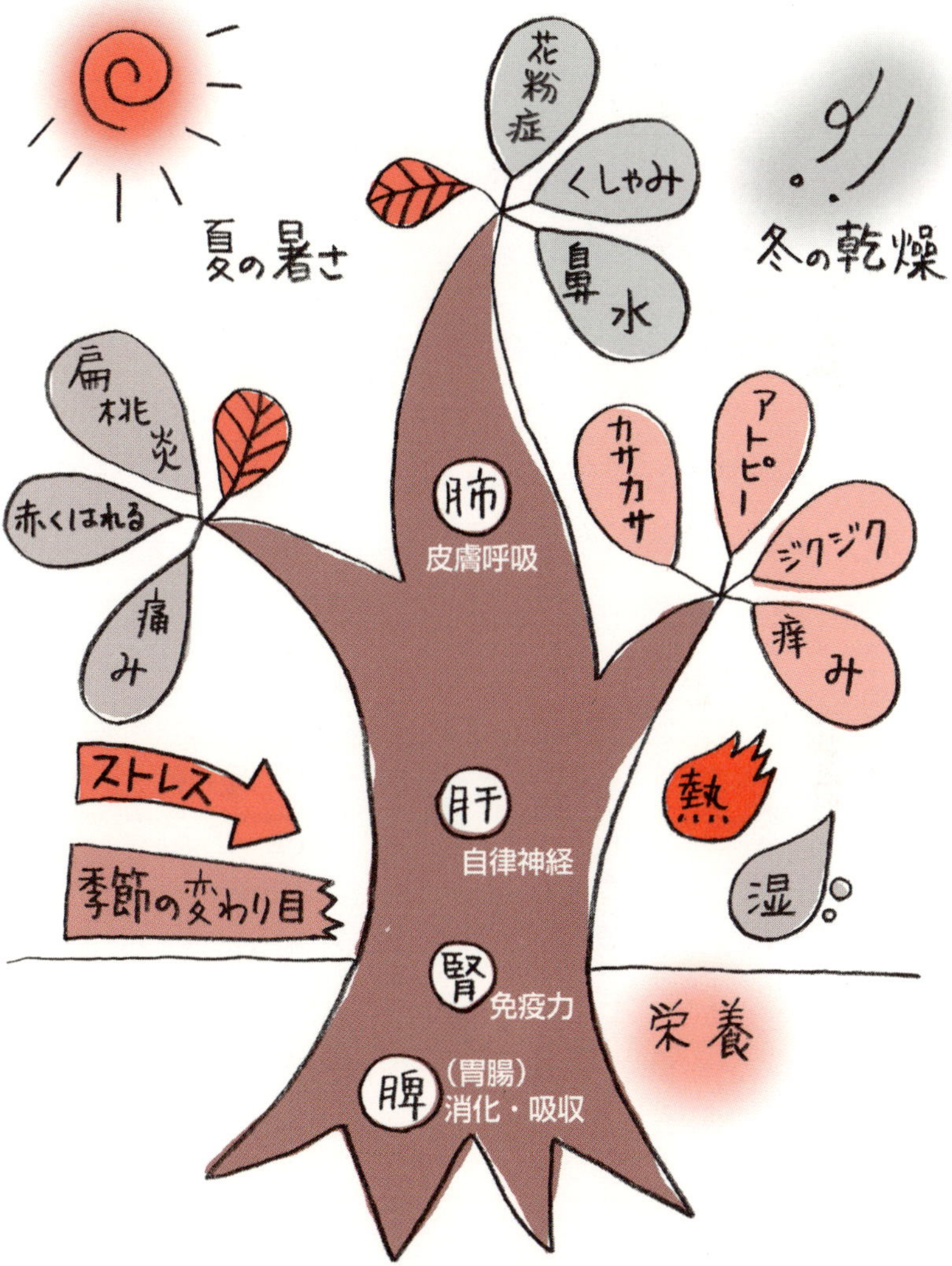

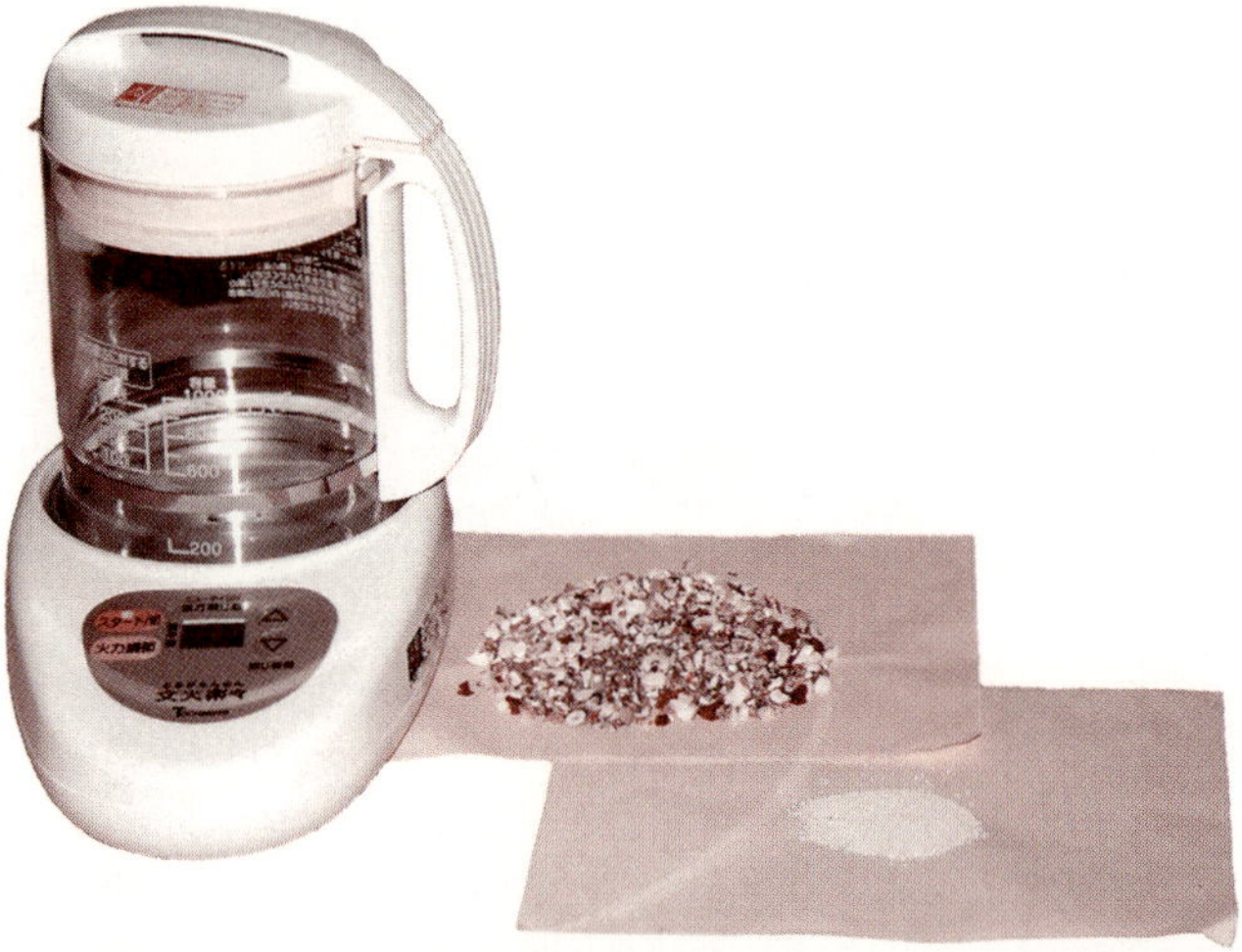

漢方煎じ器「文火楽々（とろびらんらん）／（株）栃本天海堂」と生薬、方剤

性皮膚炎、喘息、鼻炎などの形となって現われるのです。

　このとき、枝や葉っぱの手入れだけをしていても、幹が丈夫にならないかぎり、おなじことを繰り返す心配はなくなりません。

　そこで、まず第一歩として、それぞれの症状に合った漢方薬を選ぶのですが、漢方薬には、煎じ薬、エキス剤、錠剤と3つの形態があります。

　このなかでいちばん効果を期待できるものは、やはり煎じ薬でしょう。次にエキス剤、そして錠剤となります。

　煎じ薬は生薬（葉っぱ類）をそのまま水から50分くらい煮出すので、添加物もなく、効き目はよいのですが、苦い、臭い、面倒だ、と感じる人もいます。

　その点、エキス剤や錠剤は、煎じ薬の汁をアルコールなどで乾燥し、その粉末を乳糖や賦形剤《ふけいざい》などで固めているので、飲みやすく、手間もかかりません。ただし、どうしても効き目は落ちてしまいます。

真っ赤に腫れあがってしまったアトピーの場合には、エキス剤や錠剤では、なかなか効果が出ないので、私はずっと煎じ薬を使ってきました。けれども、最近になって、日本にはなかったようないい処方のエキス顆粒が発売され、ある程度は対応できるようになりました。

しかし、悪化しているときには、やはり煎じ薬が効くようです。

では、まず自分の肌の状態がどのタイプに当てはまるか、見てみましょう。

ジクジクした湿気と熱がこもったタイプ

症状としては赤く腫れて、皮膚が少し盛り上がり、黄色い汁がジクジク出ています。湿疹は頭、顔、口のまわり、胸、肩、背中、腹、肘、膝の裏側、手首、足首などに出ています。

赤い腫れはよく見ると、小さな細かい水泡がびっしり詰まった感じで、皮膚もブヨブヨしています。頭には黄色いネットリとしたかさぶたが見られます。

おもに下半身に症状が強く出て、掻くと黄色い汁が出て、掻いたあとはただれてジクジクしたかさぶたができます。

身体全体の症状としては、便秘で舌の色が赤く、舌苔は黄色で豆腐のようなネットリした感じです。

このような人は婦人科系にも問題を抱えていることが多く、おりものが黄色で、匂いが強いといった傾向にあります。通常、おりものは生理の中間、排卵日ころにあるのが普通ですが、全周期にある場合は、湿気が多い証拠です。

これらは全身に水分が多い体質の人に起こりやすい特徴です。

皮膚に水分があふれてきているのが「ジクジクタイプ」なのですが、中医学ではこのように水分がたまることを「湿がたまる」といいます。

「湿がたまる」大きな原因を中医学では「胃腸の消化能力が弱く、食べ過ぎたり、水分代謝が悪くなると起こる」と考えますが、胃腸が弱いと消化吸収する力が弱くなって、食べたものがエネルギーになりません。

さらに、水分代謝が悪くなって必要なところに水分が行かないという状態になるのです。そして、必要でないところに水がたまって、ジクジクしたり、水泡ができる、あるいはむくむといった現象が起こるのです。

食べ過ぎや脂っこいもの、甘いものを多くとると、おなじように「湿」がたまります。

湿気や熱を追い出してくれる食べ物と漢方薬

この状態を改善するには、まず食べ過ぎないこと。胃腸を丈夫にすることです。

湿気を取り、熱を取るためには、緑豆やあずき、スイカなど、利尿作用のあるものを積極的にとるようにし、チョコレートや揚げ物などのしつこいものは避けるようにしましょう。よく運動をして、身体の湿気を汗で追い出すことも大切です。

ジクジクした湿気と熱をもった方には、こもった熱を取る生薬を用います。苦いリンドウの根や「木通《もくつう》」というアケビの蔓などです。苦いものには「苦寒薬」といって「熱」を冷やす作用があるのです。

また「オオバコ」も使っています。子供のころ、道端に生えているカエルのような形をした葉っぱから出た丈夫な茎で引っ張りっこ

ジクジクした湿気と熱がこもったタイプ

状態

・赤く腫れてジクジクしたアトピー

原因

・水分代謝が悪く、熱がこもっている

改善法

・水分代謝をよくして、こもった熱を取る
・きゅうりなど利尿効果のよいものを食べる
・スベリヒユでパッティング

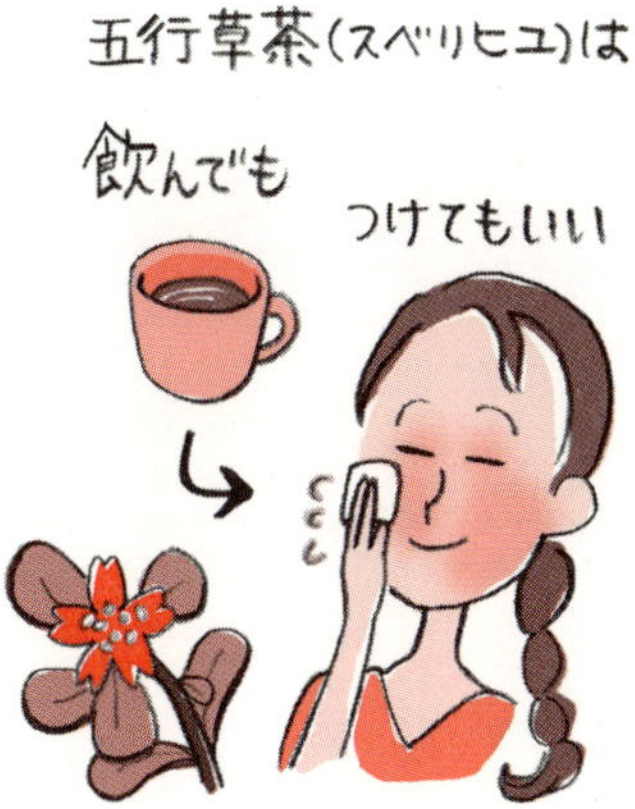
五行草茶（スベリヒユ）は
飲んでも
つけてもいい

をして遊んだ記憶があるでしょう。その葉には利尿効果があり、ジクジクしたアトピー性皮膚炎の汁や腫れているところの水分を尿にして出してくれるものです。

クチナシの実も使っています。クチナシはおせち料理の栗きんとんに色づけとして用いられますが、じつは、これは食べ過ぎの胃のもたれ、胸焼け防止という働きもしてくれるのです。それは「胃の熱」を取ってくれるためですから、アトピーの皮膚の赤み、皮膚の熱感などの「熱」を取るためにも有効です。

他に、黄柏《おうばく》、石膏《せっこう》、金銀花《きんぎんか》、連翹《れんぎょう》、山帰来、ヨクイニンなども、熱を取る生薬です。

「黄柏」は「キハダ」の別称で、黄色い樹皮を生薬として使いますが、たいへん苦いものです。これもリンドウとおなじ「苦寒薬」で熱を取り、利尿作用、下痢止めの働きがあります。下痢もアトピーのジクジクも汚い水分ですから、黄柏の利尿作用でその汚い水分を外に追い出してくれるのです。

「石膏」は、赤みを取るために使われる大事な生薬のひとつです。鉱物ですから冷たく、冷やす作用は抜群ですが、少量では効果が薄いので大量に用います。

石膏は冷やす力が非常に強いので、健康な人が飲むと冷えすぎて下痢をすることがあります。ところが、アトピーの人が健康な人とおなじように飲んでも、ほとんど下痢はしません。それだけ身体にこもった熱が強いということです。おもしろいことに、アトピーが治ってくると下痢をするようになります。そんな状態になったとき、私は「よかったわね」といいます。身体にこもった熱が取れてきたということなのですから。

ジクジクのアトピーに用いられる大事な生薬に「スベリヒユ」があります。

真夏になると、駐車場や道端にはびこってくる雑草です。松葉ボタンの仲間で花は黄色で小さく、楕円形の葉っぱは厚みがありツヤツヤしています。福島や東北地方ではおひたしにして食べるそうで、戦争中は下痢止めとして、兵隊さんたちが食べたそうです。

ある夏、抜かれてしおれていたスベリヒユを駐車場で見つけて、1株、自宅前に植えておいたら、次の夏には1メートルくらいびっしりと茂り、その生命力に驚きました。

この草は煎じたり、エキスになっているものを、お茶として飲んだりします。また、外用として水に溶かしてジクジクと痒いところにつけると、痒みが取れ、さっぱりします。生薬名は「馬歯莧《ばしけん》」といいます。

性質は熱を取り（清熱といいます）、殺菌と汚い水分を取る働きがあるので、膀胱炎、食あたりによる下痢、痰のある咳などによく効きます。ただし、妊娠中や胃腸虚弱による下痢には使えません。

殺菌と水分を取る作用が、アトピーのジクジクと痒みを抑えてくれます。ステロイド軟膏を急にやめたとき、顔が真っ赤に腫れあがり、ジクジクした汁の出る「リバウンド現象」

が起きることがありますが、こうしたときは、スベリヒユの清熱作用を利用して1日5回くらい飲んだり、エキスを溶かした水で顔や患部をパッティングしたりすると、おさまる人もいます。

ちなみにスベリヒユのエキスは日本では「五行草茶《ごぎょうそうちゃ》」という名前で販売されています。中国では「長命菜、長寿菜」などと呼ばれています。

皮膚が真っ赤で、熱と毒がいっぱいのタイプ

皮膚は真っ赤で鮮やかな色をしています。赤くなった部分は触ると熱く、自分でも灼熱感があります。アトピー性皮膚炎の急性期やステロイド軟膏の使用をやめたあとのリバウンドの時期に出やすい症状です。

痒みがたいへん強くて、掻きむしったあとに血がついて乾き、ただれたところからの出血も見られます。

全身の症状としては、発熱やイライラ、口の渇き、便秘、のぼせのほか、目が充血するといったことが起こります。舌を見ると真っ赤で、舌苔（舌のこけ）は黄色くついています。

これらはどちらも身体に熱がこもっていることを表わしています。

中医学では舌そのもののようすと舌についている舌苔を観察することで、その人の症状を見きわめる手がかりのひとつとしますが、健康な人の舌は全体が薄いピンク色で、うっすらと白い舌苔があります。

さらに、生理は28日前後が正常ですが、「熱」があると、周期がそれよりも早くなり、月経血は真っ赤で基礎体温も全体として高めです。

皮膚が真っ赤で、熱と毒がいっぱいのタイプ

状態

- 皮膚が真っ赤で熱をもったアトピー
- 発熱、イライラ、便秘、のぼせ、口の渇き、目の充血

原因

- 身体に熱がこもる

改善法

- こもった熱を取るボタンの皮などの入った漢方薬を用いる
- 緑豆など熱を取るものを毎日食べる
- こもった熱を取る漢方エキス入りのノンEローションでパッティング

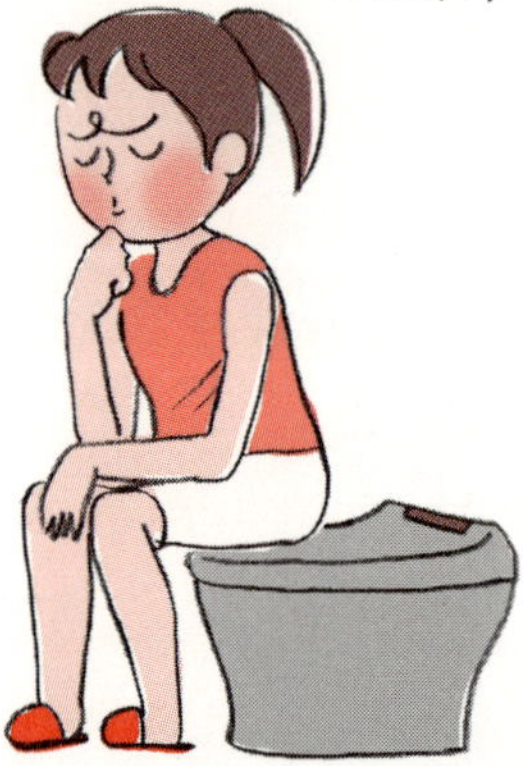

身体に熱がこもると体温が上がるというのは、風邪のときとおなじなのですが、アトピーの場合は長い期間、熱がこもるため、血が熱をもち、皮膚が赤くなって、治りにくいのです。

アトピーが軽くなっても舌が赤いという人は、まだ身体には熱がこもったままで、ふたたび悪化しやすい兆候がありますので、皮膚症状が改善されても油断しないことが大切です。

皮膚が赤いときに用いる生薬

皮膚が赤く、熱をもって、ただれたところから血が出ているようなときに用いるものには、次のような生薬があります。

百花蛇舌草《びゃっかじゃぜつそう》、黄連《おうれん》、黄芩《おうごん》、ボタン皮《ぴ》、石膏、金銀花《きんぎんか》、蒲公英《ほこうえい》、玄参などです。

このなかのいくつかを説明しますと、黄連はキンポウゲ科の多年草で、この根を干した

ものを生薬として使うのです。

金銀花はスイカズラ科スイカズラの根を乾燥させたもので、風邪でのどが赤く腫れたときの特効薬。解熱、消炎作用があります。

生薬名・蒲公英は、誰でも知っているタンポポの根です。

ボタンも観賞用だけでなく、薬用としても古くから栽培されてきました。生薬として使うのは、根皮《こんぴ》の部分で、血の熱を冷まします。

そして、方剤としては「涼血清営顆粒」や「黄連解毒湯《おうれんげどくとう》」、「涼解楽《りょうかいらく》」などをおもに用います。

「涼血」とは、熱がこもっている血を冷ます、という意味です。

カサカサと皮膚が乾燥し、ひびが入るようなタイプ

子供は、まだ消化吸収の力が弱く、栄養が皮膚に充分行き渡らないことから、肌に脂が少なく、乾燥してアトピーになるケースが多いようです。

乾燥は痒みに直結して、掻きむしってしまうことが多いのです。

また、若い女性では冷え性の人に多く見られ、生理も量が少なく、生理不順の傾向にあります。手足が冷え、温まらず、尿が近いこともあります。

そして、顔や首、胸、背中に淡褐色の色素沈着があり、ザラザラしていて白い粉が見られることもあります。

皮膚は乾燥のために厚くてゴワゴワした感じで、その部分を掻くと、白い線のあとがつきます。

痒みは激しく、秋、冬の乾燥時にはいっそうひどくなり、入浴後や眠ろうとするころに、

掻かずにはいられないような痒みに襲われることがしばしばです。

発疹のあとは赤黒く沈着し、そこを掻くと血が出ます。

舌の色は赤く、乾いています。

中医学では、このような状態を「血虚内燥《けつきょないそう》」といいます。血の巡りが悪く、皮膚に栄養が行かなくて乾燥しているという意味です。

熱をもった血は、風邪をひいたり、ストレスを受けたりすることによって、急激に悪化する要因になるのです。

カサカサタイプのアトピーは、もともと乾燥タイプの人で、手足がほてったり、寝汗をかいたりする、足腰が弱いなどの体質の人に多く、このケースは治りにくく、長期にわたって深刻化します。

さらに乾燥が進むと、皮膚は萎縮してしまって、白い粉が浮いたり、産毛《うぶげ》がなくなって、テカテカと光る肌になってしまいます。色素沈着して灰黒色になり、目の下に斜めにしわが入ったりするので、老けた印象を人に与えてしまうようです。

カサカサタイプには潤いを取り戻す漢方薬を

漢方処方はおもに温清飲《うんせいいん》、当帰飲子《とうきいんし》、瀉火《しゃか》補腎丸《ほじんがん》などを用います。

このなかで当帰飲子は、体力が低下し、分泌物の少ない人の皮膚疾患や乾燥にたいへん有効なのですが、乾燥していても肌が赤い場合や、肌が白くても舌が赤い場合は、まだ身体に熱をもっていて乾いているのですから、合わない場合もあります。

温清飲は、肌の色つやが悪く、のぼせなどの症状があるときに効果的で、月経不順、月経困難のほか、更年期障害、神経症などの訴えがあるときにも用います。

生薬は熱を取り、しかも潤す作用のあるものを用います。

カサカサと皮膚が乾燥し、ひびが入るようなタイプ

状態

・肌は乾燥してカサカサ
・白い粉をふいている
・痒みがひどい
・冷え性

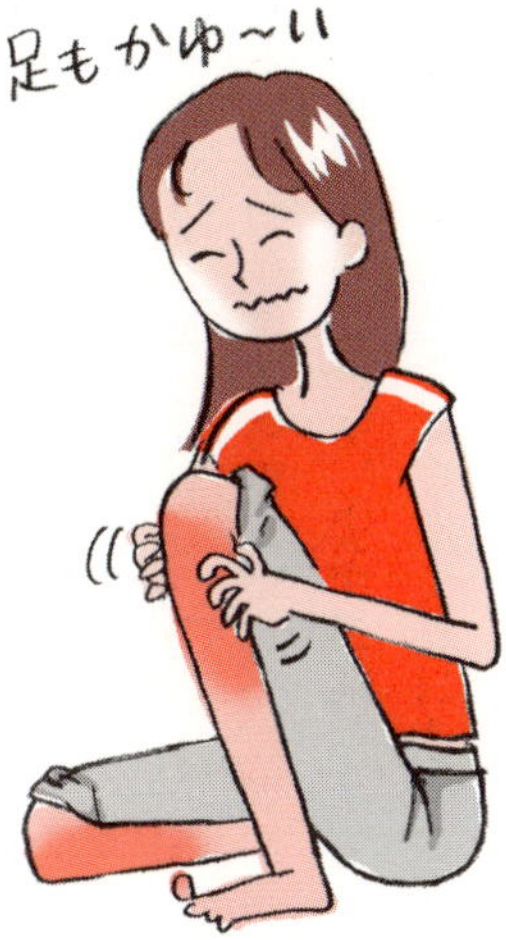

原因

・肌に栄養が行き渡らなくて、脂分が少ない

改善法

・白きくらげなどの入ったあたたかいスープを毎日飲む

生地黄《しょうじおう》、玄参《げんじん》、地骨皮《じこっぴ》、知母《ちも》、当帰《とうき》などです。地黄はゴマノハグサ科の植物の根ですが、特に肌を潤す働きがあり、皮膚病治療には欠かすことのできない生薬なのです。

玄参は、湿気や熱が身体にこもり、血が熱くなり、皮膚が赤く、しかも、カサカサしているときに用いる生薬で、他の生薬と一緒にゴマ油、蜜蝋に溶かして軟膏としても使用します。

この軟膏は太乙膏《たいつこう》といってカレー粉のような匂いがありますが、もともと火傷や切り傷、床ずれに使うもので、皮膚を再生させるので肌はほっとした感じをもつことができます。

乾燥タイプのアトピーは、もともと乾燥肌の人が、熱によってさらにそれを進めてしまったのですから、よくなるのには時間がかかります。赤くないときは、紫雲膏があいます。

根気よく漢方薬を飲み、保湿に充分気を配って焦らずに治していきましょう。

血がドロドロになって、くすんだ黒っぽい肌のタイプ

アトピーはよくなったり悪くなったりを繰り返すものですが、それも慢性化してしまうと、しだいに肌はくすんだ黒っぽい色になってきます。全身はテカテカした暗い赤から炭のような色に変化し、黒い筋が首についたりします。

血が熱をもった状態が長くつづくということは、ちょうど鍋が煮詰まって、なかのものが焦げついてしまったようなもので、ドロドロした血は「瘀血《おけつ》」といって黒っぽくなります。すると、肌の色もおなじように黒くなるのです。

また、ステロイド軟膏を長いあいだ使っていると、皮膚は萎縮して、血行が悪くなり、白い粉が出たり、ときには赤い発疹、ジクジクした汁が出ることもあります。

身体は疲れやすく、ほてったり、のぼせや寝汗をかくことも多いようです。舌の色は赤く、舌苔は少なく、口が乾く人もいます。

このような状態は中医学では、血行が悪くなった「瘀血」と五臓六腑の「腎」の弱りからくるものだと考えますが、「腎」は腎臓だけのことではなく、「副腎」や「生殖器」も含めて大きくとらえています。

「副腎」は副腎皮質ホルモンを出して病気を治す働きをするのですが、副腎皮質ホルモンというのはステロイドホルモンのこと。本来は副腎から分泌されるべきホルモンをステロイドホルモン剤によって外から補っていると、自分の副腎は本来の仕事を徐々にさぼりはじめます。

そして、やがてホルモンが出なくなって、

血がドロドロで、くすんだ黒っぽい肌のタイプ

状態

・肌は黒ずんでガサガサしているアトピー
・血は滞った瘀血状態

原因

・副腎が働きをさぼっている
・ステロイドで補うと、さらに働かなくなる
慢性化した状態

改善法

・瘀血を取り血をサラサラにする漢方薬を飲む
・トマト、セロリ、メロンなどを積極的にとる
・消毒、保湿のクリームや漢方の軟膏を全身に

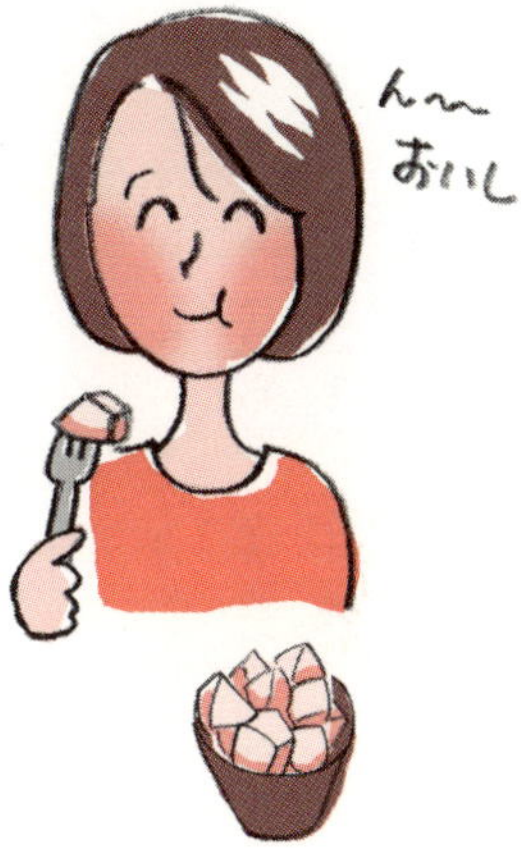

ステロイド軟膏を使わないと自力では治せなくなってしまうのです。

このころになると、皮膚は赤黒くなって、ほてり、ステロイド軟膏を塗っても改善しなくなります。

「長い病気は腎を傷める」という中医学の言葉がありますが、これは「腎」すなわち「副腎」の機能の低下を指しています。

アトピー性皮膚炎の治癒に向けて、副腎皮質ホルモンの分泌を強化するには、症状に適した漢方薬と生活養生しかありません。

黒っぽい肌の人は、熱を取り、血をサラサラにしてくれるものを

漢方の生薬としては、血の熱を冷まして潤す効果のある、生地黄、ボタン皮、知母《ちも》や亀板《きばん》、べっ甲などがあります。

知母はユリ科のハナスゲの根茎です。百合根できんとんができるように、ユリ科のもの

は潤す作用があります。亀板は亀の甲羅、べっ甲はスッポン科の亀の甲羅です。亀板やべっ甲、スッポンには、潤してこもった熱を取る働きがあります。

食べ物もやはり、潤して熱を取り、煮詰まった血をサラサラにしてくれるものをとるようにしましょう。

果物ではいちばんに梨、次にリンゴ、ブドウ、メロン、桑の実などがよいでしょう。いまは見かけなくなりましたが、桑の実はそのなかでもいちばん効果のあるものです。野菜ではカブ、ネギ、タマネギ、トマト、セロリ、ピーマン、海草ではひじきなどがよい働きをしてくれます。

動物性のものでは豚の赤み、ハマグリ、鴨肉、イカ、イワシ、サンマなどの青みの魚や蜂蜜などがよく、これらは生活習慣病の予防にもなります。家じゅうで毎日、めしあがってください。

長いあいだに悪化をつづけ、黒くなってしまった皮膚を見ていると、永久に治らないのではないかと悲観的になってしまう人もいることでしょうが、あるときを境に急にきれいになるケースも私は見てきました。

黒い肌がウソのように剥がれて、下からツヤツヤした健康な肌が現われて喜んでいる人もいます。

自分の副腎が働いて、「天然の副腎皮質ホルモン」が分泌され、よくなったのです。

もちろん、短期間では望むような肌にはなりません。長いあいだの病気なのですから、治るまでにも時間はかかります。

特にステロイド軟膏を長期間使った人は皮膚が萎縮しているので、さらに時間が必要になりますが、大切なことは焦らないことです。

結果を急ぎすぎて、途中でやめてしまうと、せっかく飲んでいた漢方の効き目も出てきませんから、ゆっくりと時間をかけて治していきましょう。

再発防止のためのツーステップきれい術

アトピー性皮膚炎を治していくのに大事なことは、ひとつには「赤みや痒みの症状を取ること」、そして次に「乾燥肌を改善し再発を防ぐこと」です。赤みが取れたといって安心して漢方薬をやめてしまうと、たいていの人はまた再発します。

乾燥肌を改善することこそ、一番のアトピーの根本治療になります。

中医学では赤み、痒みなど表面に現われている症状を取ることを「標治《ひょうじ》」、その原因や体質を治すことを「本治《ほんじ》」といいます。すべての病気、症状に対して「本治」を考えるのが中医学の素晴らしい特長なのです。

原因や体質はひとりひとり異なるうえ、状況、症状も違うのですから、治し方はおのずとそれぞれに合ったものを選ばなければなりません。

漢方治療はまさにオーダーメイドの医療といえるでしょう。

標治から本治へと段階に応じて改善していくことを私は「ツーステップきれい術」と名づけました。

まずステップ1の赤みなどの「標治」については前述しました。身体の外からは前章でお話した保湿をしっかりつづけましょう。

次にステップ2の乾燥肌を治す「本治」について、これから考えていきましょう。

真の健康を得るために免疫力を高める

なかからは内臓を丈夫にします。

第2章でお話した「五臓」の関係を思い出してください。

「根本治療」とは、この内臓を丈夫にしていくことにほかならないのです。

そのためには、どうしたらよいでしょう。

肌は胃腸が弱いと乾燥します。また、貧血をしている若い女性の肌もカサカサしています。

胃腸を丈夫にすることと、アトピーを悪化させない食べ物と、さらに進んで血をつくり、丈夫な皮膚をつくる食べ物が大事です。

そして、アトピー性皮膚炎は免疫力が弱って生じる病気なのですから、バランスの崩れた免疫機能を正常にする必要があります。

免疫とは、倒れかかっている木（身体）を支え、まっすぐ立てなおすことです。

では、免疫を高める漢方薬には、どのようなものがあるのでしょう。

ひとりひとり、皮膚の状態はもちろんのこと、年齢、環境、悪化原因、体質、性質など、おなじ人は誰ひとりとしていませんから、それぞれに合わせて、弱いところを治し、丈夫にしていかなければなりません。

具体的には五臓を丈夫にしていく漢方薬を用います。

便秘や下痢をしやすい人、生理不順がある人、風邪をひきやすい人、花粉症の人などを治していくと身体も健康になり、肌も健康になっていくのを毎日見ています。

「気」は生命活動の根源的エネルギーですが、この「気」が足りないことを「気虚」といいます。

「気」は全身にエネルギーを送り、「血」をめぐらせ、「水」の代謝をよくします。

ですから「気」が足りないと風邪をひきやすく、疲れやすく、筋肉は弱くなり、内臓も弱くなり、垂れ下がり、胃下垂などになります。

その結果、皮膚も弱くなります。このような方は、白くて弾力のない皮膚をしています。アトピーも、赤みがおさまっても水泡が指に

バランスのとれた身体づくりが大切

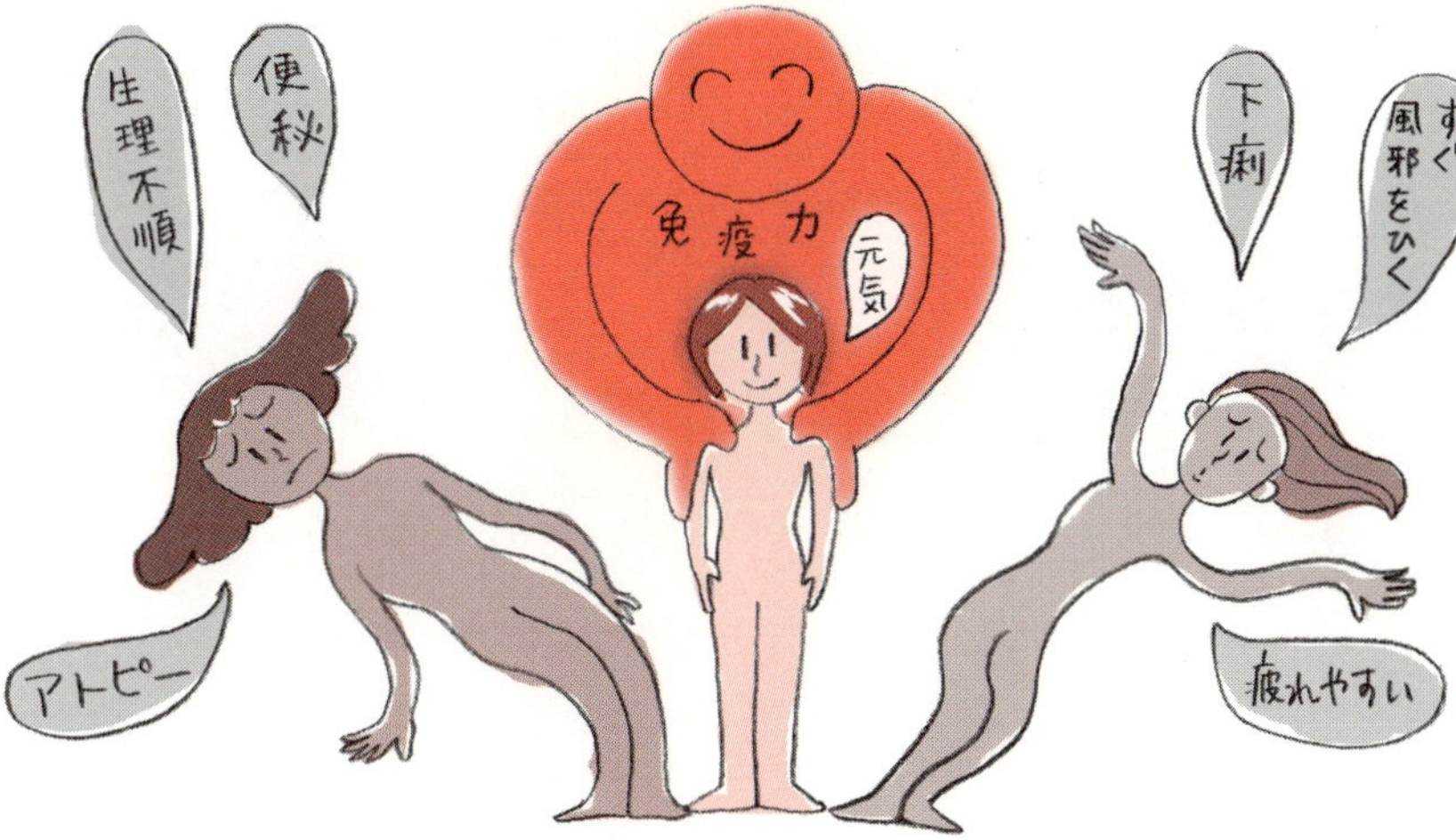
生理不順
便秘
アトピー
免疫力
元気
下痢
すぐ風邪をひく
疲れやすい

できたりして、なかなか治りません。

花粉症の人も「気」の不足する「気虚」の人に多く、疲れやすい、風邪をひきやすい、動くとすぐ汗をかきやすい、日中に眠気をもよおす、眼光や声に力がないなどの「気虚」の体質を持っています。

実際、アトピー性皮膚炎で花粉症の人は多く、花粉が飛ぶ季節になると顔だけブツブツしてきます。

このとき「衛益顆粒《えいえきかりゅう》」という「黄耆《おうぎ》」を含んだ漢方薬を飲んでもらうと、花粉症もアトピー性皮膚炎も調子がよくなるようです。

中医学は本来、「予防」と「バランス」の医学です。

体質に合った漢方薬をつづけていくと治療にもなりますが、その人が将来起こすであろう病気を予防することができます。本当に素晴らしい医学です。

また「一病息災《いちびょうそくさい》」ともいいます。

アトピー性皮膚炎を治していくなかで、体

質に合った漢方薬を飲み、生活、食事に気をつけることで他の病気を予防することができているかもしれません。

アトピー性皮膚炎と闘うことで、心も強くなります。

辛い思いをすることによって、他人の心の痛み、身体の苦しみを思いやる優しい人間になります。

私は、そんなことをアトピーの方にお話しして、「アトピーになって辛いけど、よかった点もあるのよ」といっております。

赤ちゃんのアトピーの原因は、たんぱく質の消化能力の弱さ

赤ちゃんのアトピーについての相談メールが、とても増えてきています。痒くて泣く赤ちゃんを抱えて、若いお母さんが途方に暮れている姿が目に浮かぶようです。

下痢をしたり、吐いたりすることも少なくないので、お母さんの心配は尽きないことでしょう。

赤ちゃんは、食べ物によるアレルギー反応がよく出ることでわかるように、まだ消化器の働きが充分ではありません。

ですから、卵や牛乳、大豆などのたんぱく質が充分に消化されず、それを異物として身体がキャッチすることで、アレルギー反応が起こるのです。

赤ちゃんや子供のアレルギー対策の第一歩は、消化器の働きをよくし、消化吸収の手助けをするというところにあります。

胃腸の働きをよくするには、ごはんを中心に野菜をたっぷりとることです。甘いものはなるべく避けましょう。

赤ちゃんのアトピー

状態

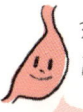

・赤く痒いアトピー

原因

・消化器の働きがまだ悪く、たんぱく質を消化できない

改善法

・消化と熱に効く漢方を用いる
・たんぱく質や甘いものに注意する
・保湿し、患部に漢方の軟膏を用いる

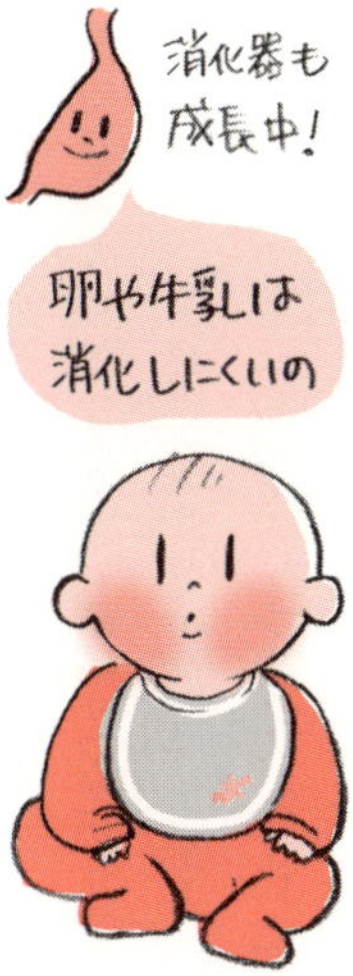

苦手なものも「いい子ね」とほめながら食べさせてあげてください。三度の食事をしっかりとっていれば、間食もあまりほしがらないものです。

アトピーの症状が出たときには、漢方薬を試してみましょう。１歳未満の乳児は、苦い薬でも、意外によく飲みます。

基本的に、胃腸の働きをよくするものに、まず「晶三仙《しょうさんせん》」というエキスがあります。「仙人になるまで長生きする三種類の生薬」という意味です。

麦芽やアズキ、サンザシなどの入った醗酵物で、胃がすっきりとします。大人の食べ過ぎ、飲み過ぎにも効果があります。

つぎに、赤みを取る漢方のエキスか煎じ薬を使いますが、これにはいろいろな種類があります。ですから、漢方薬の専門家に相談したほうがいいでしょう。

そして最後にスベリヒユです。スベリヒユについては78ページにありますので、参考にしてください。

漢方薬を飲むのがどうしてもダメなら、漢方の軟膏と保湿クリームをつけてあげてください。

ボディシャンプーや入浴剤も刺激の弱いものを使いましょう。

症状がひどいときは小児科、皮膚科のお医者さんと相談しながら、軟膏治療を併用しますが、漢方薬を使っていると、西洋医学だけの治療より治りが早く、ステロイドも早い時期にやめることができます。

出産前は「熱」を取り、産後には「冷え」に気をつけて

妊娠中は体温が高くなり、新陳代謝が活発になります。これを中医学では「熱をもつ」と考えます。

アトピーの肌は赤く乾燥していますが、これもやはり「熱をもっている」状態です。ですから、妊娠中はアトピーが悪化しやすいのです。

漢方薬は漢方をよく勉強している薬剤師に相談をし、その時期に合った漢方を出してもらいましょう。

気をつけなければならないのは、便秘薬を使用しないこと。腸に刺激を与えると、子宮に無理な刺激が加わる恐れがあるからです。

そして、血行をよくする薬（活血薬）を使用してはいけません。

子供がお腹にいると、栄養をつけようと思いがちですが、妊娠中はさっぱりしたもの、たとえば、白菜、キュウリ、冬瓜、梨、ビワ、スイカ、春雨などがよく、これらにはむくみを取る働きがあります。

また、胎児は「火の玉」ですから、火の玉が出たあとの出産後は、母体の体温が下がって冷えやすくなります。お産のときに出血し、また、おっぱいも「白い血液」というほど、お母さんの身体から栄養を取ってしまい

妊娠中は特に薬剤師さんに相談しましょう

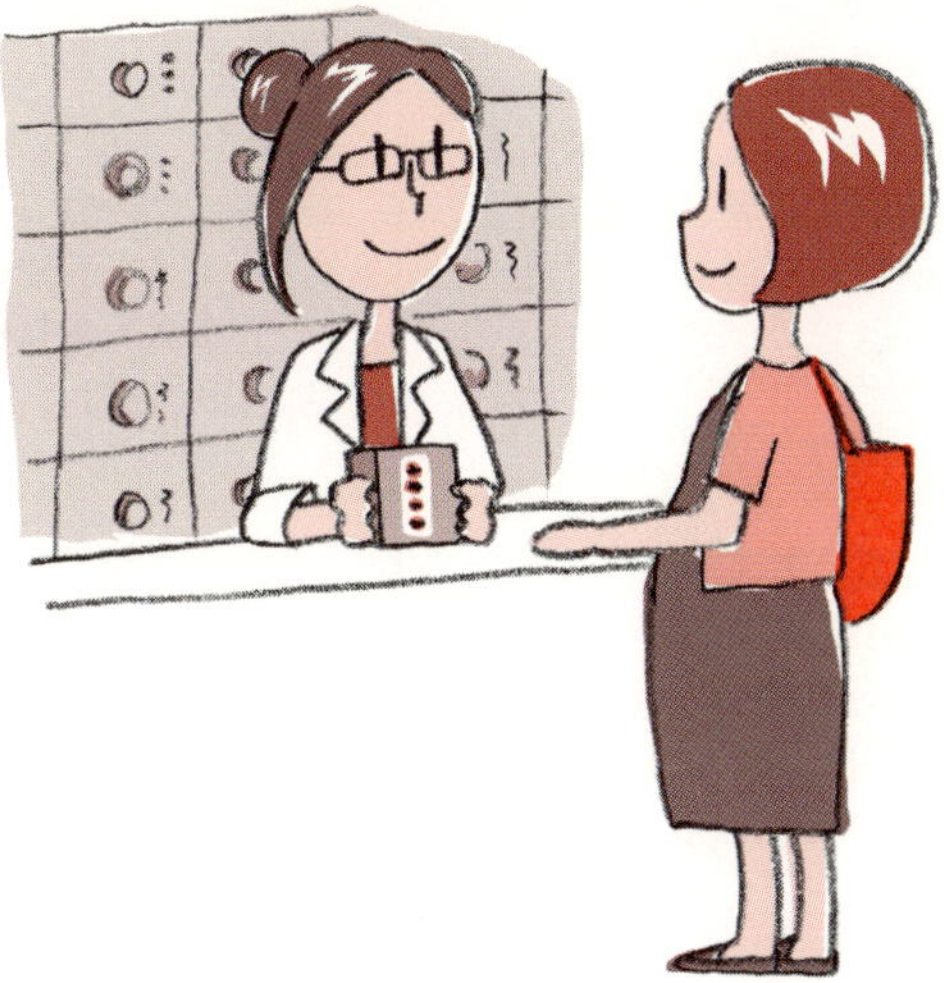

ますので、産後は血を増やし、栄養をつけることです。

母乳は99％が水分です。授乳中にはのどが渇くことでしょう。

こんなとき、中国ではミネラル分と鉄分の豊富なナツメを入れた烏骨鶏《うこつけい》のスープが欠かせません。

烏骨鶏が手に入らなければ、野菜とナツメを入れた鶏の手羽肉のスープをつくって、毎日、食べるようにするとよいでしょう。まとめて作っておいて、カレーやシチューなどいろいろ目先を変えたメニューにすると重宝します。

とにかく、産後は身体が冷えているということを忘れないで、水や冷たいジュースを飲むより、なるべく温かいものをとるように心がけてください。

産後の回復をはかるには、当帰のたっぷり入った甘くて美味しい「婦宝当帰膠《ふほうとうきこう》」をおすすめします。

アトピーのタイプ別状態と改善法

	症状・状態	改善法
ジクジクした湿気と熱がこもったタイプ	赤く腫れて、黄色い汁が出る。頭、顔、口のまわり、胸、肩、背中、腹、肘、膝の裏側、手首、足首などに湿疹。赤い腫れにはびっしりした水泡。頭には黄色いかさぶた。	食べ過ぎないこと。便通をよくする。湿気を取り、熱を取るために、あずき、スイカなど、利尿作用のあるものを積極的にとる。運動をして、身体の湿気を汗で追い出す。瀉火利湿顆粒などを用いる。
皮膚が真っ赤で、熱と毒がいっぱいのタイプ	皮膚は真っ赤で鮮やかな色。熱く、灼熱感がある。急性期やステロイド軟膏の使用をやめたあとのリバウンドの時期に出やすい。痒みがたいへん強い。	「涼血清営顆粒」や「黄連解毒湯」、「涼解楽」などの方剤を使い、熱がこもっている血を冷ます。ビール、キムチ、コーヒーなどをさけて、緑豆や大根ごぼうなど、熱をとる食べ物を毎日とる。
カサカサと皮膚が乾燥しひびが入るようなタイプ	消化吸収の力が弱く、栄養が皮膚に充分行き渡らないので肌に脂が少なく、乾燥してアトピーになるケースが多い。若い女性では冷え性の人が多い。皮膚は乾燥のために厚くてゴワゴワした感じ。	漢方処方はおもに温清飲、荊芥連翹湯、瀉火補腎丸などを用いる。温清飲は生理不順のある人に有効。生薬は熱を取り、潤す作用のあるものを用いる。
血がドロドロで、くすんだ黒っぽい肌のタイプ	慢性化したアトピー。肌はくすんだ黒っぽい色。全身はテカテカした暗い赤から炭のような色に変化し、黒い筋が首についたりする。	生薬、食べ物ともに血の熱を冷まして潤す効果のあるもの、煮詰まった血をサラサラにしてくれるものをとるようにする。改善するには時間がかかるが、きっとよくなると希望をもって漢方を飲むこと。

※症状は季節によって変わったり、混ざりあったりします。

第4章

こうすれば、ステロイドはやめられます

ステロイド剤は使いたくないでも、使わずにはいられない

ステロイド剤がアトピー性皮膚炎治療の主流として使われるようになってから、すでに40年が経っていますが、アトピー性皮膚炎の患者さんたちに伺うと、ほとんどの人が「ステロイド剤は使いたくない」といいます。現在、使っている人も、いつか使わないでいられるようになりたいと切実に願っています。

それは、近年、ステロイドによる副作用が取り上げられるようになって、長期にわたって使用すればするほど問題も多いということがわかってきたからです。

しかし、実際には痒くて仕事も勉強も手につかず、生活すること自体が困難なほど症状が悪いときには、ステロイド剤を使わざるをえないのではないでしょうか。

アトピー性皮膚炎が悪化する大きな原因のひとつは患部を掻き崩してしまうことですが、痒みを抑えるために、ステロイド剤ほど効果のある薬はありません。

いくら漢方薬を一生懸命飲んでいても、痒みがひどくて掻かずにはいられないような状態だと、なかなかよくはなりません。

そんなとき、無理をしてステロイド剤を使わないと、かえって悪化します。

また、長いあいだ、ステロイド剤を使用してきた人が、漢方薬で治そうと、急にやめてしまったときにリバウンドが起きて悪化してしまうケースも少なくありません。

では、ステロイド剤はどんなときに使って、どのようにやめるのがよい方法なのか、考えてみましょう。

ステロイドの副作用と長期間使用の危険性

アレルギー反応は免疫の過剰反応によって

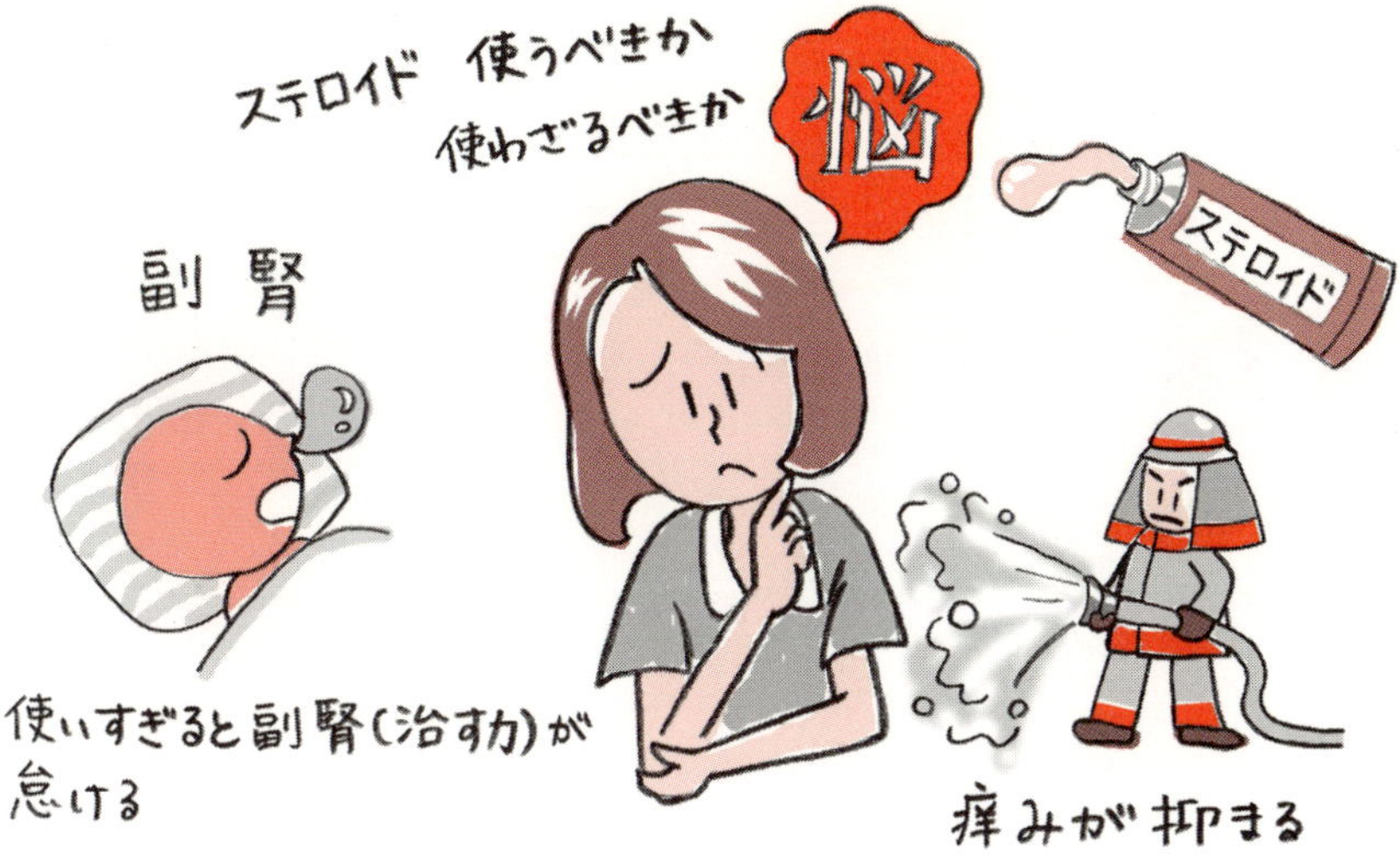
ステロイド 使うべきか
使わざるべきか
悩
ステロイド
副腎
使いすぎると副腎(治す力)が
怠ける
痒みが抑まる

起こるものなので、それならば、過剰になった免疫反応を抑制して、発病を防ぐのがよいと考えて作られた薬がステロイド剤です。

ステロイドとは副腎皮質から分泌される生命維持に欠かせない重要なホルモンで、ストレスなどが原因となって生じた体内の炎症を鎮《しず》める働きがあります。

ところが、それを常時、外から補っていると、副腎はだんだん怠けてきて、本来の働きをしなくなります。そうなると、ますます薬に頼らざるをえません。

ステロイド剤を長期にわたって使いつづけると、どんな副作用があるのでしょうか。

❶ステロイドは表皮の増殖や再生を抑えたり、真皮血管を収縮させたりします。また、コラーゲンを作り出す役目をして、肌の若々しさを保つために大切な繊維芽細胞を破壊してしまいます。つまり、肌に弾力を与えるコラーゲンの生産の邪魔をしてしまうので、プ

ルプル美人肌とは反対の年寄り肌になってしまいます。

これらの作用で、毛深くなったり、目の下に斜めのシワ、口のまわりに年寄りシワができやすくなるうえ、少しの刺激で傷つきやすくなります。

また、長期にわたって使いつづけると、肌がゴワゴワして突っ張ったようなステロイド肌などになっていきます。
❷皮膚が萎縮して薄くなり、顔が真っ赤になったり、毛細血管が広がって赤い糸のような筋が頬などに浮いて出てきたりします。このような症状は、弱いステロイド軟膏でも2週間以上使うと現われることがあると報告されています。
❸免疫力を低下させてしまうため、細菌（化膿菌、白癬菌＝水虫、カンジタ菌など）やカビ、ウイルスなどに感染しやすくなります。その結果、ニキビができやすい、また、治りにくいという症状が出たり、単純ヘルペスウイルスがアトピー性皮膚炎の上に感染して水泡や痛みのあるカサブタがビッチリできることもあります。
❹ステロイド軟膏のなかに含まれる基剤や配合剤の影響で、アトピー性皮膚炎自体が悪化することがあります。薬を塗るときに強くこすりすぎて、その刺激によって悪化することもあります。
❺長期間大量にステロイド剤を使っていると、さまざまな副作用が生じます。
アトピー性皮膚炎の人の肌は健康な人と比べると、カサカサしていて吸収率がよいのです。そのため、外用薬として使っていても、飲んだときと同じような副作用が出ることがあるのです。

副腎皮質の機能障害、背が伸びないといった子供の発育障害、骨粗しょう症、ムーンフェイス、感染しやすいなどの深刻な症状なのですが、これらは1日に10gから60gの軟膏使用で起きるとされています。

ステロイドによるいろいろな副作用

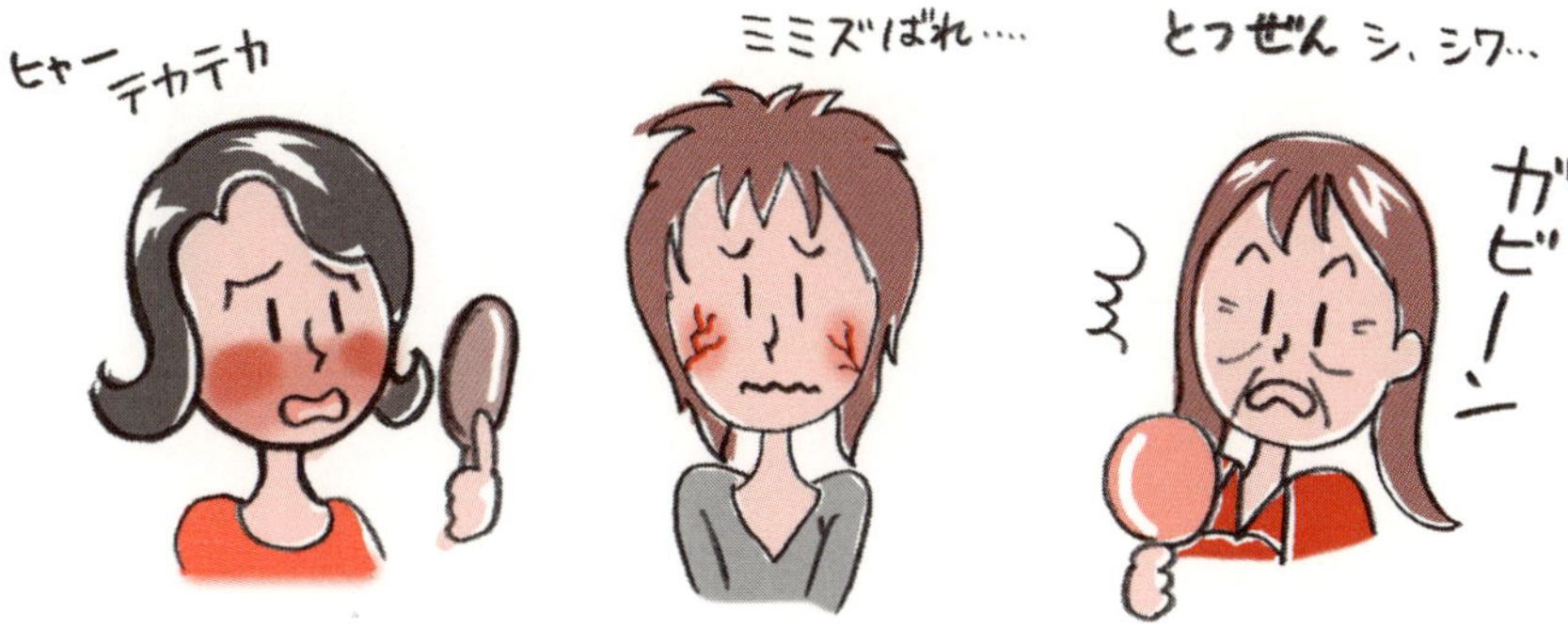

ステロイドによる副作用は、短期間で使用をやめればじきに回復してくるものですが、長期間にわたって使いつづけた人には副腎の機能低下が見られることは否定できません。

副腎の機能が低下している状態で、急にステロイドをやめてしまうと、体内の副腎皮質ホルモンが不足して、寒け、吐き気、嘔吐などを起こしたり、むくみ、だるさ、色素沈着、閉経などを起こしたりする例も報告されています。

リバウンド現象で、身体じゅうが真っ赤に腫れ上がり、全身からジクジク汁が噴き出て、発熱し、夜も眠れないということが起こることもあります。

それでもステロイドが必要なときもあります

では、そんなにたくさんの副作用が心配されるステロイドは使わないほうがいい、あるいは今すぐにでもやめてしまったほうがいいのかというと、私は時と場合によって上手に使う必要はあると思うのです。

たとえば、家が火事になったとき、まずは消防自動車を呼んで、火を消すことが必要です。アトピー性皮膚炎も同じことです。身体が火事のような緊急事態に陥っているのです。まず、火を消しましょう。そして、ゆっくりと家（身体）を建て直し、作り直していくことを考えればいいのです。

しかし、消防自動車はいつまでも必要なわけではありません。ステロイドは消防自動車と同じだと考えるとわかりやすいでしょう。漢方は大工さんです。

ステロイドは怖いものと思いこんで、痒みや炎症がどんなにひどくなっても使わないというと、リバウンドで身体じゅうが真っ赤に腫れ、リンパ液が噴き出し、大変なことになります。

ステロイドは長期間にわたってだらだら使いつづけるのがいけないのです。

症状が悪化したときにサッと使って4～5日で切り上げるなら、副作用の心配はありません。

漢方薬だけで治していくという固い意志をもった人には、無理にはステロイド剤をすすめませんが、痒いのを我慢して何も手につかない、我慢するストレスだけがたまっていくというなら、ステロイド剤と漢方の両方を上手に使い、徐々にステロイド剤を少なくして、いつの日かまったく使用しなくてすむような身体になればいいのです。

ただ、ステロイド剤を使用するにあたっては、きちんと知識をもって、上手に利用するようにしましょう。

ステロイド軟膏には強いものと弱いものがある

ステロイド軟膏は強さによって5ランクに

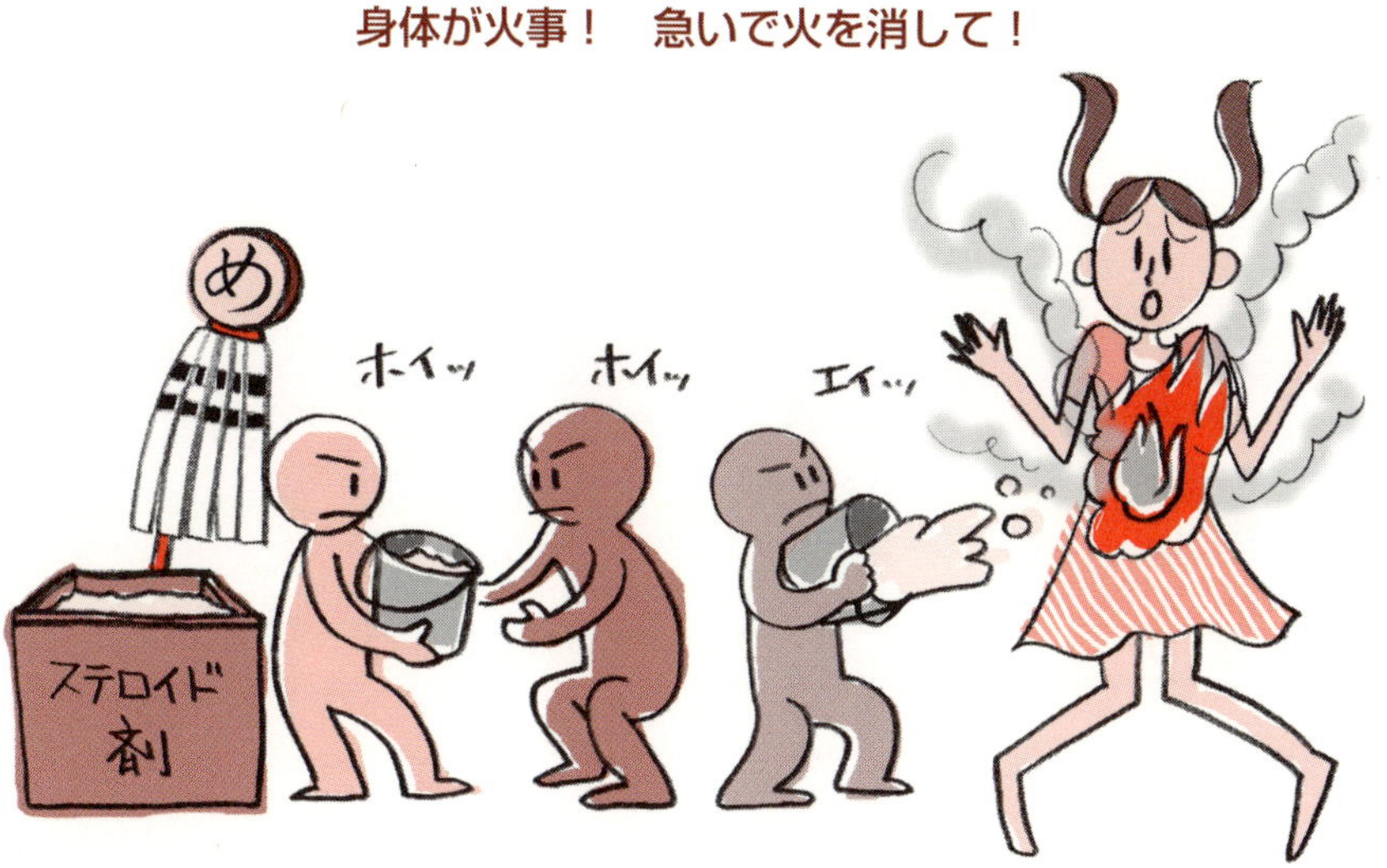

分けられます。この強い・弱いによってつける場所を考えますが、漫然とつけていると、副作用を引き起こし、あとで後悔することになりかねません。

皮膚にステロイド軟膏をつけ、白くなっている時間が長いものが強、短いものが弱と分類します。皮膚の薄いところは吸収しやすくて副作用も出やすいので、弱いものをつけるようにします。

最近は湿疹の状態によって、細かく軟膏を選ぶようになってきました。

皮膚科を受診する場合には、疑問に思うことはなんでも率直に質問するようにしましょう。説明することをいやがるようなお医者さんなら、病院を替えたほうがいいかもしれません。

自分自身で納得して治療をつづけることはとても大切なことですから、信頼関係を保てなければなりません。

自分のつけているステロイド軟膏の強さは

どの程度のもので、それを身体のどの部分に、どのくらいつけているか、また、肌の状態、皮膚の厚さと合っているかどうかを確かめましょう。

ステロイド軟膏は弱いからといって、長く使っていいというわけではありません。同じ薬を4〜5日使って効果が現われないときは、薬が弱すぎるということも考えられます。そんなときは、担当医に相談することも大事です。

つぎのページに、アトピーの状態とステロイド軟膏の選び方を表にしておきますが、これはあくまで参考にして、詳しいことはかかりつけのお医者さんに聞き、よく相談してください。

場所や皮膚の状態によってステロイドの吸収率は違う

ステロイド軟膏の強い・弱いは、血管収縮力の違いによって分けられています。吸収のよいところには弱いものを、吸収の悪いところには強いものを使うのが一般的です。

腕の内側を1とした場合、あごは13、かかとは0・14と吸収の仕方は、身体の部位によって大きく違うのです。

顔ではステロイド軟膏の吸収がよくて、赤ら顔などの副作用が出やすいということがよくおわかりでしょう。

ただ、これは油脂性素材の軟膏を基本としたデータで、クリームやローションでは、数値がまた違います。ローションをかかとに使った場合、腕の内側より20倍吸収がよいというデータもあるので、一概にはいえないようです。

もちろん、掻き傷があったり、グチュグチュしている場合や、乾燥肌でも目に見えない亀裂がいっぱいありますから、皮膚からの吸収はよくなります。

このように吸収のされ方はいろいろですか

アトピーの状態と軟膏の選び方

アトピーの状態	ステロイド軟膏のランク
重症 ひどい腫れ、むくみ、ジクジクがひどい、肌が堅くなって赤くなっている、細かいブツブツが多い、白いフケのようなものがたくさん落ちる、水泡、ただれ、掻き傷が多い、ゴワゴワ 必要で十分な効果のある**ベリーストロング**を使用して、効果が見られないときには**ストロンゲスト**に	**ストロンゲスト** デルモベート ジフラール ダイアコート 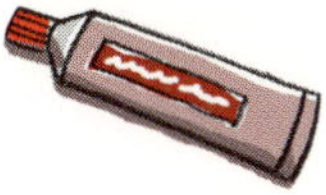
	ベリーストロング フルメタ　アンテベート トプシム　リンデロンＤＰ マイザー　ネリゾナ
中等症 赤い腫れ、白い粉、盛り上がった丘疹、掻き傷 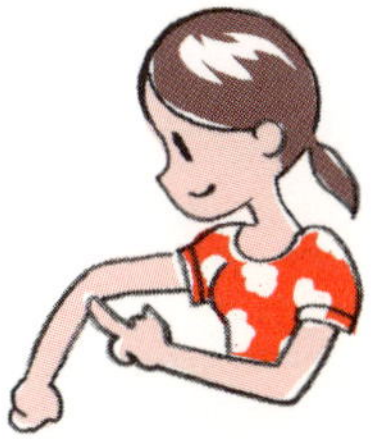	**ストロング** エクラー　メサデルム ベトネベート　リンデロンＶ プロパデルム　フルコート
	ミディアム リドメックス レダコート　ケナコルト ロコルテン　アルメタ キンダベート　ロコイド
軽症 乾燥、軽い赤み、白い粉 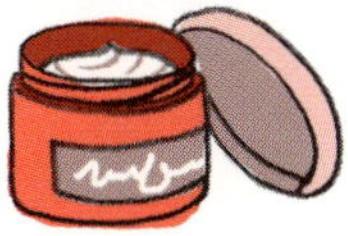	**ウィーク** プレドニゾロン 酢酸ヒドロコーチゾン
非常に軽い 赤みのない乾燥状態	**ステロイドを含まない軟膏** ワセリン、亜鉛華軟膏など

※あくまでも参考です。詳しいことは医師、薬剤師に聞きましょう。

ら、まずは弱いステロイドや漢方の軟膏を塗って、ようすを見るようにしましょう。

ステロイド軟膏は少量をこすらず、薄く伸ばして

ステロイド軟膏の塗り方の基本は「こすらず、薄く」です。

薬はどの指で塗るのがよいか、知っていますか?

「薬指」があるでしょう。薬指は力が入らず、肌に負担がかかりません。薬を塗るために、ちゃんと「薬指」があるのですね。

私のところに来られるアトピー性皮膚炎の人に軟膏を塗ってもらうと、少量取って、ごしごしつける人が多いのですが、力を入れると刺激が強すぎて、赤くなったり、痒くなったりしてしまいます。

まずはチョンチョンと置くように薄く塗ってください。

塗るときには、その前後に手を洗う習慣もつけてください。強いステロイド剤を塗った手を洗わないで、顔に弱い軟膏や漢方薬、保湿剤などを塗ると、手についているステロイド剤は顔についてしまいます。

実際に、お母さんがステロイド軟膏を塗った手で子供の顔に触れ、湿疹ができてしまったという話があります。

また、一般的には顔にはつけない。たとえ、つけるにしても弱いものを使います。例外的に真っ赤に腫れ上がったときや、リバウンドでジクジク汁が出ているときなどは、ほんの短いあいだだけつけて、症状が治まったら、パッとやめるようにします。

顔が赤く腫れ、どうしてもステロイド軟膏を塗ってお化粧しなければならない場合は、どうしたらいいでしょう。

そんなときはステロイド軟膏を塗った上には、ファンデーションなどは塗らないようにして、口紅や眉墨などのポイントメイクにと

ヒトにおけるヒドロコーチゾンの部位別吸収比

※腕を1とした場合

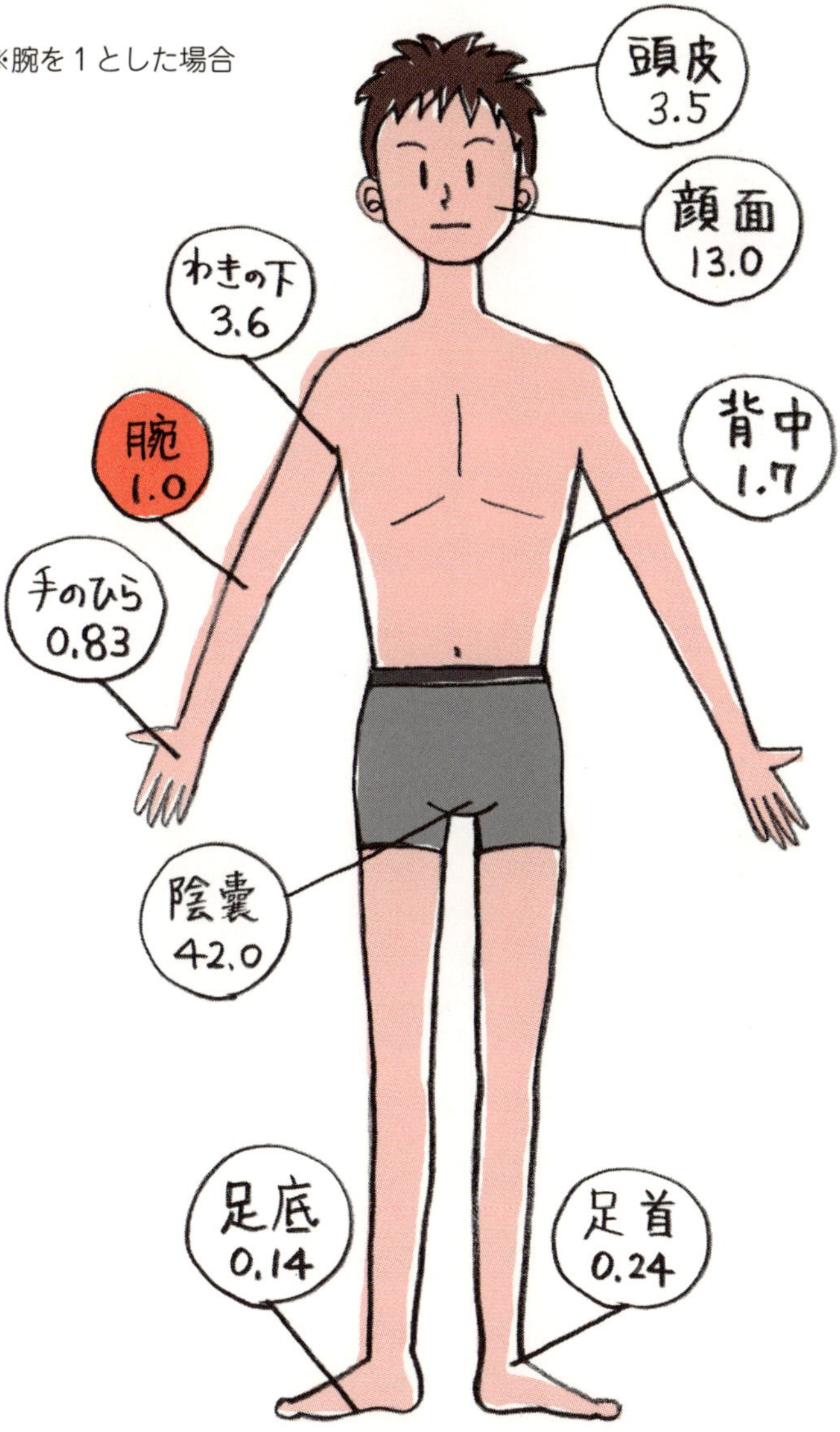

『漢方で治す!アトピー性皮膚炎』(荒浪暁彦/扶桑社)より

どめておきましょう。ステロイド軟膏と化粧品を同時に使うと化学反応を起こす心配があるからです。

絶対に避けなければならないのは、化粧下地にだらだらとステロイド剤を使うことです。以前、そのような使い方が流行《はや》ったことがあるのですが、顔じゅう、真っ黒な肌になってしまった人を見たことがあります。

とにかく、顔にはどうしてもやむをえない場合にのみ、ということを肝に銘じておいてください。

アトピーの赤みはよくなりますが、ステロイド軟膏の副作用で起こった赤みを取ることはとても難しいのです。

ステロイド軟膏をやめてリバウンドが起きてしまったら

急にステロイド軟膏をやめると、リバウンドのため、顔や身体は真っ赤になり、ジクジク汁が全身から出てくることがあります。夜も身体がほてって眠れず、たいへんつらい思いをすることも少なくありません。

そんな状態を短期間でくぐり抜けられる人もいますが、長期にわたる場合もあります。

ステロイド軟膏の副作用を知って恐ろしくなり、急にやめる人がいますが、何の手だてもなくやめるだけでは、ひどいリバウンドに見舞われるだけです。

リバウンドが出たら、赤みと腫れを取る生薬のいっぱい入った漢方の煎じ薬を飲むことで、つらい時期を乗りきることができます。

このようなときには、スベリヒユ（77ページ）の粉末を水に溶かして、赤くなったり、痒みのあるところにパッティングする、またはお茶のようにお湯に溶いて飲んだりするようにします。

スベリヒユには殺菌作用と、赤みやジクジクを取る作用があるので、ぜひ使ってほしいのですが、それでも、改善が見られなければ、

ステロイド軟膏の塗り方

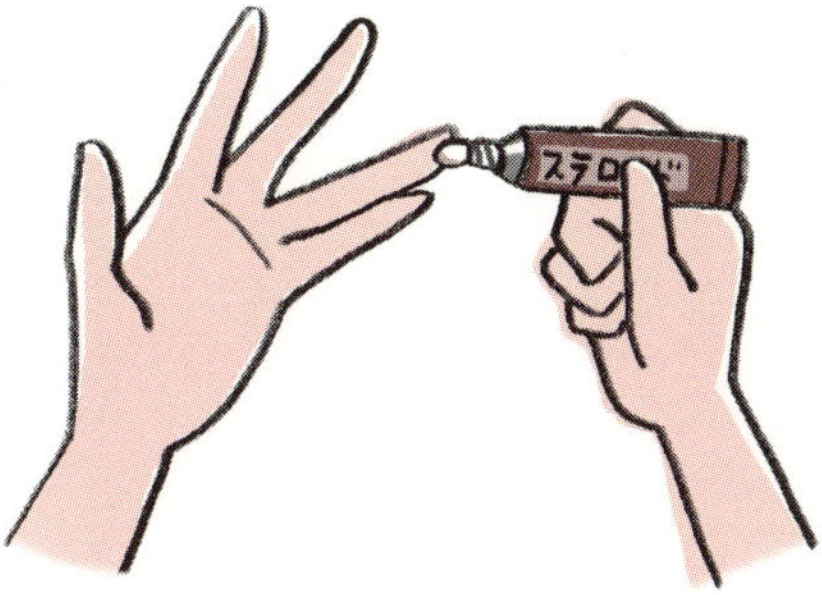

ステロイド軟膏を薬指にとる

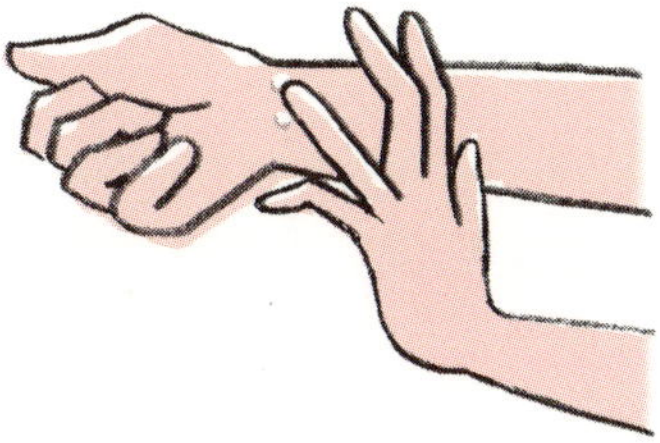

患部に軽く、ステロイド
軟膏を置く気持ちで

ステロイド軟膏を使っているときの化粧法

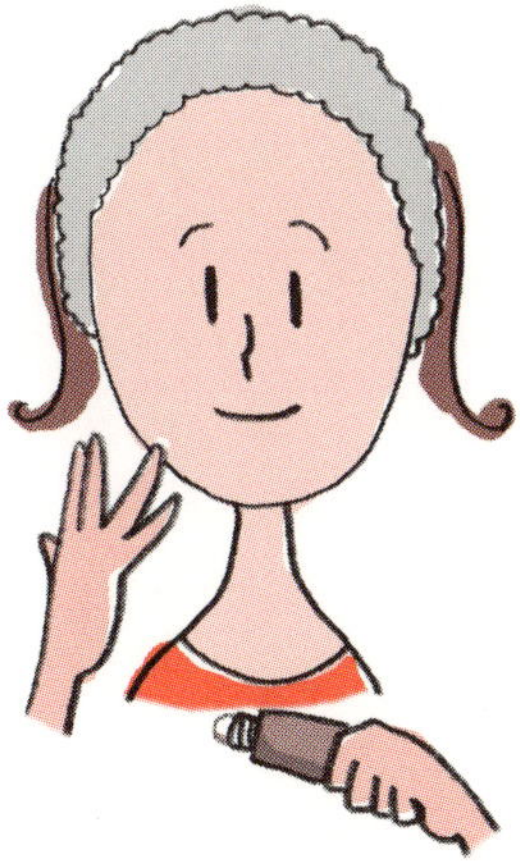

患部にステロイド軟膏を置く

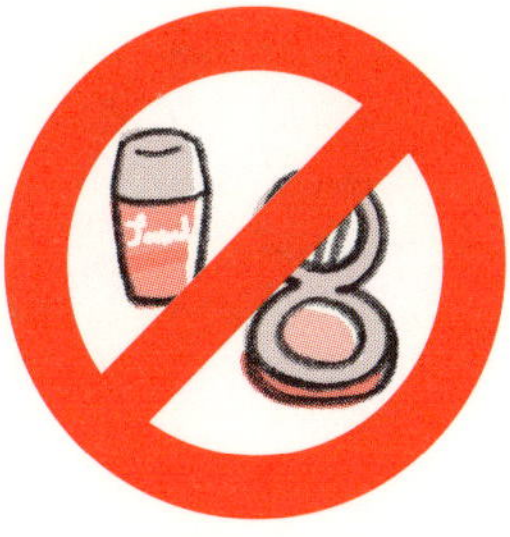

ファンデーションは
塗らない！

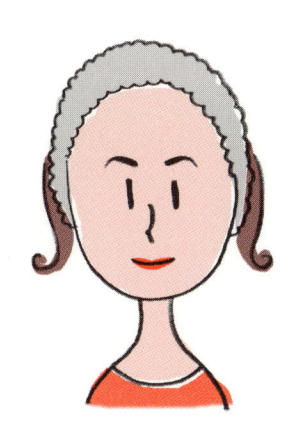

眉・アイメイク・口紅など
ポイントメイクをして完成

※ステロイド軟膏を化粧下地として使うのはやめましょう！
将来のため、顔には極力つけないように頑張りましょう。

皮膚科に行く必要があります。

抗生物質や少し強めのステロイドを使って、症状をやわらげましょう。

ジクジクした肌はヘルペスウイルスや細菌に感染する恐れもあるので、適切な処置を受けましょう。

また、紅皮症といって、身体じゅうが真っ赤に腫れ上がったりすることもありますが、このようなときも早く西洋医学の治療を受けて症状を落ち着かせることです。

そして、落ち着いたら根本から治すために漢方だけに切り替えます。

リバウンドに見舞われないためには、ステロイド軟膏のやめ方にコツがあります。

それは、症状を見ながら少しずつ減らしていくことです。あるいは1ランク弱いステロイド軟膏に切り替えてようすを見ることも大切です。このときも、必ず漢方薬と併用します。身体のなかに治す力をつけながら、ステロイド軟膏を減らしていくのです。


落ち着いたら、思いきってステロイド軟膏を何日か休みます。2、3日して、赤くなってしまったら、またステロイド軟膏を使い、落ち着いたら、またパッとやめます。

それを繰り返していくと、だんだん休む期間が長くなり、1カ月休んでも大丈夫になります。ときどきは赤くなりますから、そのときだけ、ステロイド剤に助けてもらえば、副作用の心配もありません。

多くの方はこのようにしてステロイド軟膏から解放されています。次は再発しないよう、乾燥肌を治していきましょう。

ステロイド軟膏にかわるプロトピック軟膏も慎重に

最近、ステロイド軟膏にかわる外用薬として、タクロリムス（商品名プロトピック）軟膏が使われはじめました。

プロトピックは免疫抑制剤で、ステロイド

4

のように皮膚が萎縮して薄くなるなどの副作用はありません。

特に顔や首など、ステロイド軟膏では副作用の出やすいところによく使われています。

しかし、まったく副作用がないわけではありません。プロトピック軟膏は、つけたときに熱く、刺激があって、ただれているところは吸収しやすく、作用が強く出ることがあります。ですから、ステロイドなどでただれを治してから使うようにします。粘膜、外陰部に使ってはいけません。

免疫を抑えてしまうので、副作用としては化膿しやすく、ニキビなどができてしまうと、とても治りにくいのが特徴です。

妊婦と2歳未満の幼児は使用してはいけません。

外国ではリンパ腫や皮膚ガンが出る例も報告されていて、「患者に説明し了承を得てから使うこと」となっていますが、はたして、このことをどれだけの医師が説明して使っているでしょうか。

どんな薬でも10年は使ってみないと、どんな副作用が出るかわかりません。それはいままでの薬の歴史が物語っています。

しかし、気をつけて使えば、人類に幸せをもたらします。アトピー性皮膚炎で苦しんでいる人にとって福音をもたらすようなものが出てくることを望みますが、正しい情報を患者に伝えることは、とても大切なことです。

ステロイド軟膏と漢方薬を上手に併用して

ステロイド軟膏をやめたいのに、リバウンドが心配でやめられない人は多いと思いますが、よい方法があります。

身体に合った漢方薬を飲むこと、ステロイド軟膏と漢方の軟膏を併用することです。

ステロイド軟膏の副作用である皮膚萎縮作用（皮膚のほてり、テカテカ、みみず腫れ）を抑えるために、先に漢方の軟膏を塗り、あとでステロイド軟膏を塗るとよいでしょう。ただし、炎症がひどく、早く赤みを抑えたいときは、先にステロイド軟膏を塗ったほうがよい場合もあります。

アトピーでいちばんつらいのは痒みです。掻きむしると傷が無数にでき、そこに細菌がつくと、また悪化します。ステロイド軟膏は炎症を抑えますが、そのかわり免疫力を低下させます。また皮膚も薄くなります。

さらに使いつづけると、赤く熱をもち、テカテカした肌になります。こうなると、ステロイド軟膏を塗ってもなかなか痒みは取れないうえ、掻きむしって傷ができたりもします。

こういうときには「神仙太乙膏《しんせんたいつこう》」「中黄膏《ちゆうきこう》」、抗菌剤入り亜鉛華軟膏《あえんかなんこう》を薄く塗ります。

本来、床ずれや火傷に用いる軟膏ですから、痛んだ皮膚の修復に優れています。

ジクジク汁が出ているときは、イソジン消毒液で消毒してから、ガーゼに厚めに伸ばして患部に貼ると、痒みや痛みが早く治ります。つづけて使っても、ステロイド軟膏のように副作用はありません。

また「紫雲膏《しうんこう》」も併用するとよいでしょう。「紫雲膏」は江戸時代の漢方医・華岡青洲が考案した処方で、「ムラサキ」の根の「紫根《しこん》」とセリ科の植物で血行をよくする「当帰《とうき》」が主成分です。本来、火傷の特効薬として有名で、皮膚を修復する作用が優れているため、アトピーによる皮膚の損傷によく用いられ、効果が出ています。

特に乾燥して皮膚が赤くなく、や紫っぽいときに効果的です。

漢方薬の内服とステロイド軟膏を併用すると、しだいに免疫力がついてきて、最終的にはステロイド軟膏を使わなくても、漢方薬の内服と軟膏だけで炎症は治まってきます。

ステロイド軟膏をやめるための手助けとなる漢方薬はいろいろありますから、上手に利用して、健康な身体を手に入れましょう。

第5章

このライフスタイルが美しい心と身体をつくります

バランスのとれた食事でバランスのとれた身体をつくる

中医学では、内臓のバランスを整えて病気を治します。

そのためには病気だけを見るのではなく、トータルに人間を見て、病気の原因に対して主に飲食のアンバランス、過労、ストレス、運動不足、さらに天候や環境なども分析しなければなりません。

身体全体を考えながら、一人ひとりそれぞれの体質の特徴、すなわち個体差を重要視します。そして、体質改善をしながら病気を治していくのです。

「医食同源」「薬食同源」という言葉があります。これは、病気を治すのも、食事をするのも、生命を養い健康を保つためのもので、その本質はおなじだということです。そういう意味では、食べ物と薬のあいだに区別はありません。

漢方の養生法《ようじょう》に「好きなものをやめれば病気は治る」という言葉があります。そんなに好きなものばかりを食べているわけではないと思われるかもしれませんが、気がつかないうちに、やはり偏りは出てくるものです。

アトピー性皮膚炎の人の腸は100％ただれているといわれますが、腸を傷める要因のひとつはストレス。そしてもうひとつは食べ物です。キムチや唐辛子などをたくさんとると、腸の粘膜は出血を起こします。

食べ物は栄養分だけでなく、色や味にも大きな意味を持っています。

たとえば、五味《ごみ》は五臓と密接に関係していて、味の好みからトラブルを起こしやすい臓器もわかります。

好きな食べ物ばかりをとっていると、身体に大きな影響を与えかねません。逆に嫌いな食べ物は、できるだけ積極的にとるよう、心がけましょう。

食べ物の五味と身体への影響

酸—肝

酸味は肝に影響する

自律神経をコントロール

レモン、グレープフルーツ、ミカン、イチゴ、トマト、梅、リンゴ、黒酢、ヨーグルト

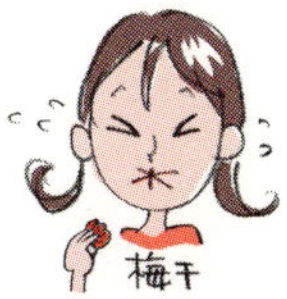

苦—心

苦味は心に影響する

利尿・消炎・解毒
鎮静・解熱作用

苦瓜、緑茶、レバー、ごぼう、きゅうり、パセリ、ピーマン、ふき

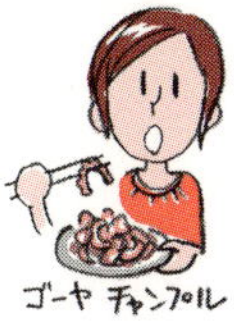

5

甘—脾

甘味は脾（胃腸）に影響する

滋養強壮作用

鶏肉、牛肉、豚肉、米、芋、にんじん、ナツメ、山芋、クルミ、しいたけ、しめじ、栗、ほうれん草、バナナ

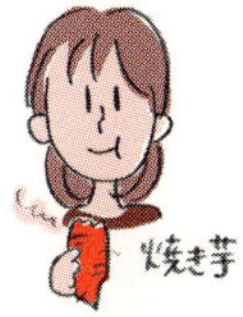

辛—肺

辛味は肺に影響する

発汗解熱作用

ネギ、タマネギ、しょうが、しそ、バジル、みょうが、ニンニク、山椒、唐辛子、ワサビ、胡椒、シナモン

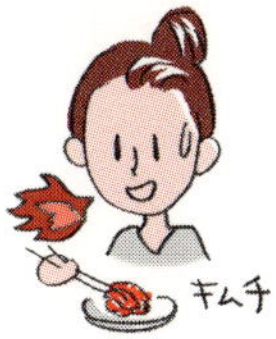

鹹—腎

鹹味（塩辛い）は腎に影響する

泌尿器、生殖器官
ホルモンの働きをよくする

カキ、ハマグリ、アサリ、シジミ、イカ、タコ、カニ、ワカメ、昆布、しょうゆ、味噌

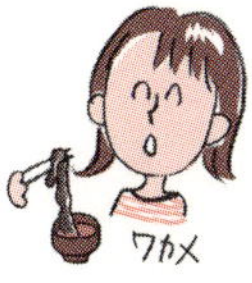

漢方薬の効果を十分発揮するためにも、バランスのよい食事が大事です。しかし、いくら身体によいものでも、とり過ぎは健康を損うもとですから、食べ過ぎ飲み過ぎには充分注意しましょう。

野菜たっぷりの和食を食事の中心に

では、どんな食べ物がよいのでしょうか。まず日本に昔からある和食、特に野菜を毎食しっかりとることです。

実際、アトピーが増えてきたのは東京オリンピックがあった１９６４年ごろからですが、高度成長期と時をおなじくし、生活が豊かになり、それまでの日本型の野菜中心の食事から、欧米の食べ物が多く輸入され、広く日本人が肉や牛乳、卵を食べるようになったころと一致しています。

それ以前はまだ卵が貴重な食品で、病気をするとお見舞いに持って行ったりするほど、めったに食べられない滋養物でした。

それがいまでは安売りの対象となり、毎日食べられるものになりました。しかも、お菓子やマヨネーズなどにも含まれているので、かなり多くの卵を食べています。

昭和30年代以前は、アトピーはほとんど見かけませんでした。

アトピーが増えた原因のひとつは食べ物の急激な変化だといわれています。高蛋白、高脂肪の欧米風食生活が悪化要因のひとつとされています。そうした食事が腸内細菌のバランスを崩し、免疫機能の調節を低下させます。

スウェーデンの報告によりますと、アトピーの子供の腸内細菌は悪玉菌であるぶどう球菌が多く、善玉菌が少ない、ということです。腸内細菌は免疫の大事な機能を有するのでバランスが崩れるとアトピーの誘因となります。

中国では10年前にはほとんどアトピーの子は見かけませんでしたが、最近マクドナルド

控えたほうがよい食物

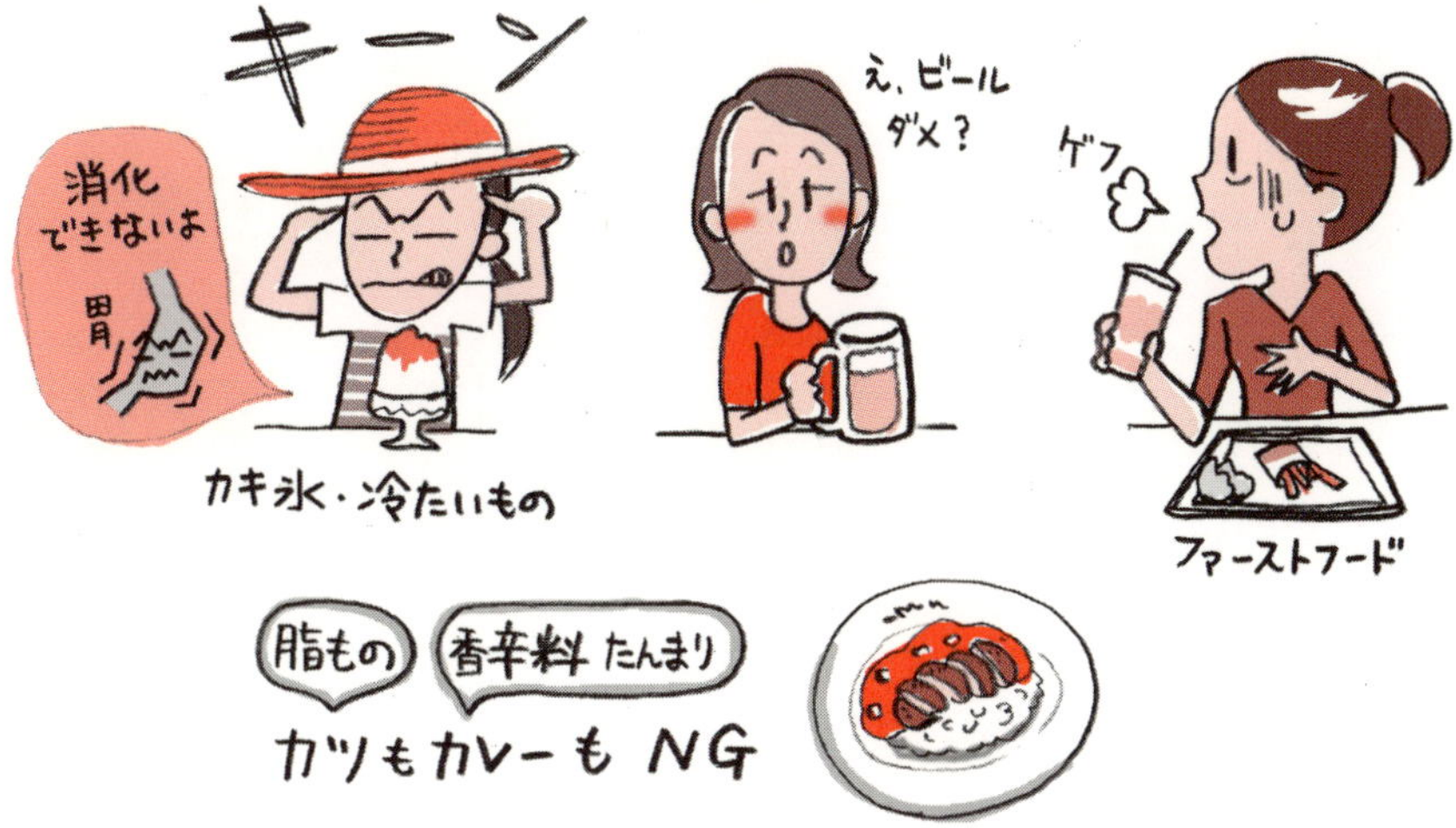
キーン
消化できないよ
胃
カキ氷・冷たいもの
え、ビールダメ？
ゲフ
ファーストフード
脂もの
香辛料たんまり
カツもカレーもNG

などファーストフードの店を北京のあちこちに見かけるようになってから、少しずつ増えてきました。

中国の中医（漢方）の皮膚科の医師にアトピーのことをお聞きしても、以前はほとんど臨床で扱ったことがないようでした。それが日本へ来てから、アトピーを含むアレルギーの人があまりにも多いので、どの方もびっくりされています。

中国料理は脂っこいのに、どうしてアトピーになる子供は少ないのでしょう。それは野菜が多いからだと私は思います。

野菜の摂取量は日本では現在、1日250g、アメリカ150g、中国、韓国は400gといわれています。野菜には皮膚の熱を取る働きがあります。

逆に油や、肉、ケーキ、チョコレート、炭酸飲料などはエネルギーが高く身体を熱くしますし、肌を汚すということを忘れないでください。

健康を維持し、美しい肌になるため、以下のことに注意しましょう。

美しい肌をつくるために大切な食養生

❶ **甘くてカロリーの高いものを控える**……ケーキ、チョコレートなどのお菓子類（牛乳や卵、砂糖が入っていて身体のなかに熱をこもらせる）

❷ **油ものを控える**……てんぷら、とんかつ、ポテトチップスなど（消化吸収しにくく胃にもたれ、胃に熱を生じる）

❸ **香辛料が強いものを控える**……キムチ、カレーなどは体内で熱を生じる。アトピー性皮膚炎は腸の糜爛《びらん》があるから数倍の破壊力で腸を傷め、肌を悪くする

❹ **加工食品を控える**……ファーストフードには砂糖、油、乳製品、卵などや添加物が入っているので胃腸の負担を重くし、もたれて胃のなかで熱を生じる。胸焼け

❺ **高蛋白のものを控える**……牛乳（1日200㎖以下）、乳製品（チーズは控える、ヨーグルトは1日100㎖以下）、同時に牛乳と乳製品はとらない（胃腸の負担が大きくなる）

卵（白身は気をつける1日1個以下）

青魚（1日5㎝角以下）

肉類1日50g以下（日本人は元来肉を食べていない民族なので消化が悪く胃にもたれ、腸内で発酵し、おならが臭くなる）

❻ **生もの、冷たいものを控える**……胃腸を冷やして体内の水分代謝を悪くして「湿」をためる

アイス、カキ氷、冷たい飲み物。特に食事中は冷たい飲み物は消化力を弱め、胃液を薄めるので絶対だめ

アトピー性皮膚炎の人は、顔は暑がりで手足は冷える人が多い

❼ **果物は寒い時間にとるのは控える**……冷

えるので暖かい時間にとる。料理に用いるとよい。果物でアレルギーを起こす人は要注意。酵素が多いので1日りんごの大きさで1、2個分とりたい

❽コーヒーを控える……興奮性が強く、身体に熱をためる

❾酒を控える……身体に熱をこもらせ、アトピーを悪化させる。ビールは胃を冷やし腸の粘膜を傷める

❿たばこは絶対だめ!……肌を汚す

食事の基本は夜食べ過ぎない 朝は少しでも口に入れること

原則として1日3回、朝昼夜、と食べたいものです。

しかし、現実的には仕事で夜遅く帰って食事という人が大部分ですので、むしろ夜は軽めにして胃の負担を少なくしたいものです。

食事時間が不規則で空腹になればなるほど、ついお腹いっぱい食べてしまいますが「もう少し食べたいなあ」と思ったときがちょうどよい分量なのです。

そこを食べてしまうと腹十二分目となり、あとで胃がもたれ、血液は消化するほうにまわってしまい、皮膚をつくる力は衰えます。実際、食べ過ぎの人の皮膚は汚いですね。

朝も食べたくなければ無理にたくさん食べなくてもかまいません。しかし、必ず少しは口に入れましょう。時間がなければバナナ1本でもいいのです。

胃が動けば消化器全体が動き、肝臓も働き、皮膚をつくる代謝がよくなります。何も食べないと便も出なくなり、皮膚がガサガサしてきます。

朝食前には 手作り新鮮フルーツジュース

お勧めは朝食20分前の手作り新鮮フルーツ

ジュースです。

リンゴやみかん、セロリ、小松菜などをジューサーに入れて150ccくらい飲みます。胃の調子もよくなり、便通もよくなり、ビタミンCもたっぷりとれます。朝、食欲のない方でもおいしく飲めます。

これは酵素栄養学の考えで、食前に飲むと、果物自身の消化酵素で胃のなかで溶けるので自分の消化酵素や代謝酵素を使わなくてもすみ、その分、代謝酵素が身体を元気にする新陳代謝のほうに使われて疲れなく、皮膚も元気になります。

実際にこれを実行している方からは、よい方法を教わった、と喜ばれています。

食後では他の食事と混ざって効果が出ません。ただ冷え性の方や、冬は寒くていやだ、という人は無理をしないでください。

アトピーで身体がほてっているときは効果的でしょう。

韓国へ薬膳の旅に行ったとき、韓国の人の肌の美しさに驚きました。また一緒に旅行した人たちが一様に驚いたのは、毎朝便通がよくなり、バナナ3本分くらい出た、ということです。

韓国では焼肉に使う肉は前日から梨の汁につけておく、ということで一年じゅう梨が出まわっていて、料理に果物をたくさん使うということです。果物に含まれる酵素が腸の働きをよくするのでしょう。

身体を芯から健康にする基本のメニュー

さきほど述べたように、基本は昔からの和食のメニューがよいです。
●できれば、ごはんを3食
お米は日本人の長い腸でゆっくり栄養が吸収され、便秘を防ぎます。小麦粉は消化がよすぎて日本人は便秘をします。

１日の基本メニュー

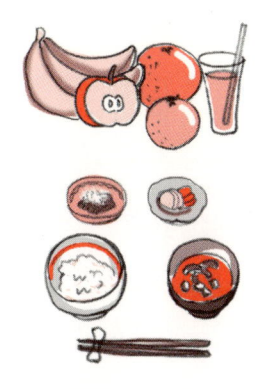

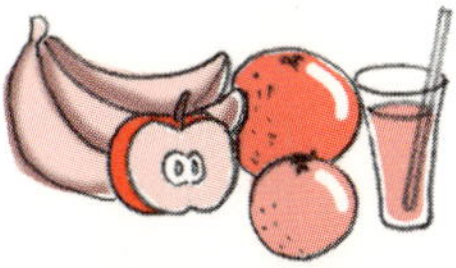

朝食 20 分前（冷える人は不要）
果物
果物のフレッシュジュース

朝食
ごはん、みそ汁
小皿２枚に野菜・浅漬け・大豆製品

昼食
ごはん
中皿１枚に野菜・海藻・きのこ料理
中皿１枚に野菜と肉、または魚

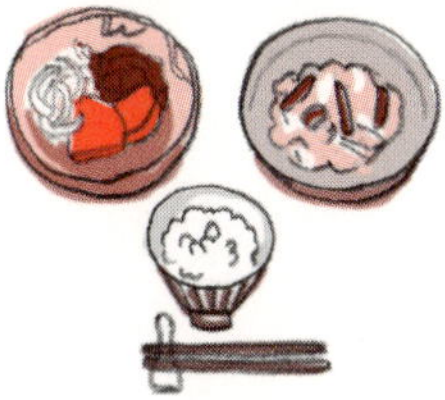

夕食
ごはん、汁物
中皿１枚に野菜・海藻・きのこ料理
中皿１枚に野菜と肉、または魚
小皿１枚に浅漬け

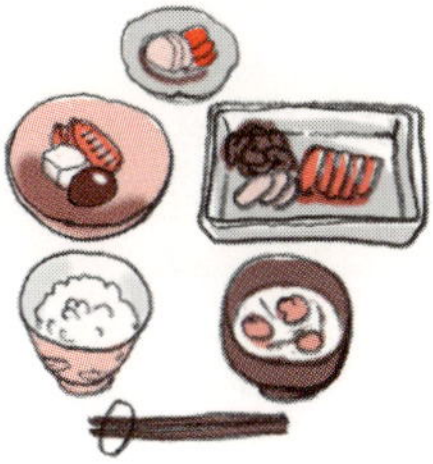

間食
果物、ふかしたジャガイモなど、
嗜好品は少量

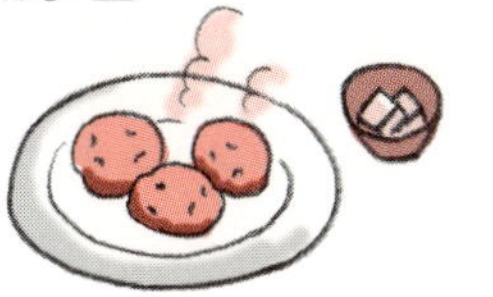

たんぱく質は１食に手のひら半分
（卵、牛乳、肉、魚、豆腐類）

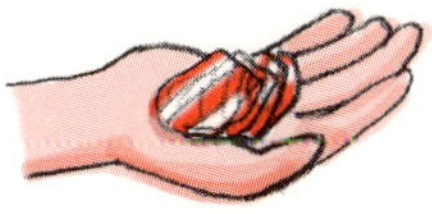

野菜は手のひらにいっぱい
（朝は果物と野菜で手のひらにいっぱい）

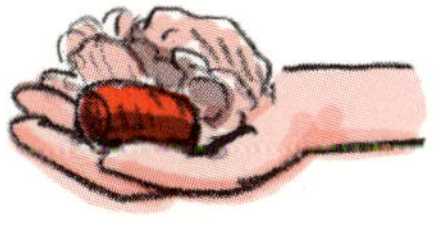

●パン食はなるべく避けましょう（卵、牛乳、砂糖がいっぱい含まれています）
●副食は海草、魚、野菜、豆、豆製品、イモ類
●食べ過ぎない
●飲み物はカロリーのあるもの（炭酸飲料、ジュース、コーラなど）を飲まない
●ゆっくりよくかむ（実際はなかなか難しい。一口食べたら箸をおく習慣を身につける）
●インスタント物はなるべく避けましょう。できれば有機野菜や農薬の少ないものが理想的です。ご馳走のある日の前後の朝はお粥をとると胃が楽になります
●牛乳は1日200㎖以下、卵は毎日食べなくてもよいです。

子供は食事日記をつけると、食べ物にアレルギーがあるかどうかよくわかります。また、ある食べ物にアレルギー反応が出るからといってずっとダメとはかぎりません。少しずつ何でも食べられないと弱い子になります。目標は元気な健康な子です。

避けたいものは先ほど述べましたが、「えぇっ！　こんなにみんなダメなの？」とびっくりされたと思います。

体調がよくなれば少しずつならいいかもしれません。しかし、食事は慣れです。身体によい食事に慣れてくると、こういったものはあまりたくさん食べたくなくなります。

そのとき、あなたとあなたの家族は本当の健康になっているでしょう。

食事メニューは『闘病力を強める免疫アップ食事法』（幕内秀夫／二見書房刊）をおすすめします。

生き生きした日々のために舌で毎日の健康チェック

現代のように、時間に追われる忙しい生活を続けていると、身体は必要以上に我慢を重

ねているように思われます。

健康を損なってしまう前に、身体は何らかのサインを出しているものですが、そのメッセージをきちんと受け取ることができないまま、体調を崩してしまうことが少なくありません。

健康管理は、まず自分の身体の状態に関心をもつこと、そして、よく知るということから始まります。

朝、鏡を見たとき、「今日は顔色が悪いな」とか、「張りがないな」と感じたことはあると思います。顔色を見る、ということも、大切な習慣のひとつです。

そして、もうひとつ、舌のようすを観察することも、基本的な健康チェックポイントなのです。

誰にでも、わかりやすく、身体の状態を読み取ることができます。

次のことに気をつけながら、鏡を覗きこんでみてください。

5

１　舌の色を見る

健康で「気」「血」「水」のすべてがバランスよく機能しているときは、きれいなピンク色をしています。

しかし、瘀血《おけつ》の状態になると暗紫色になったり、貧血や低血圧のときには白っぽくなったりします。

２　舌の形を見る

舌の表面がデコボコしていたり、細かいひび割れがあるときには、ストレスや過労で身体に水分が不足していることを表わしています。

また、舌の両側に歯形がつくのは、体力がなく、消化器系の調子が悪いことを示します。

３　舌苔を見る

舌苔の色、厚いか薄いか、湿っているか乾いているかなどを見ます。

白い舌苔が分厚くついているときは、身体のなかの水分が過剰で、むくみや冷えを起こしているということです。食べ過ぎ飲み過ぎの傾向にあります。

このように、舌の色、形、舌苔だけでも身体からのいろいろな情報を読み取ることができるのです。

素人でも、かなり見分けることができるので、毎朝鏡の前に立つときには、ぜひ口を開けて、舌の状態をチェックしてみる習慣をつけてください。

乾燥肌を美肌に変えるためには保湿を心がける

アトピー性皮膚炎の人の肌は一年じゅう、ドライスキンです。梅雨時にジメジメしていて、汗をかいて潤っているように見えても、肌水分計を使って調べてみると、アトピーの方は水分量が少ないのです。

乾燥すると、角質に隙間ができて、外から汗やほこりなど異物が侵入しやすくなり、それが刺激となって痒くなります。そこを掻いてしまうので、肌に傷ができて、また痒くなるといった悪循環に陥ります。

角質には皮脂、天然保湿因子、角質細胞間脂質（主成分はセラミド）の3つの保湿成分があり、肌の潤いを保っています。

ところが、アトピーの人は体質的に皮脂が不足していたり、セラミドが少ないという特徴があって、季節に関係なく、ドライスキンの状態が続きます。この不足した潤いを与えてあげることが必要です。

アトピーの人は肌のなかに熱をもち、乾燥しやすく、普通肌よりも乾燥の進みが速いので、飲み薬で「冷まして潤し」ながら、外からは人工的に保護膜をつくって守ってあげましょう。

それ以前に乾燥させないことも大切ですか

舌で毎日の健康チェック！

白っぽい

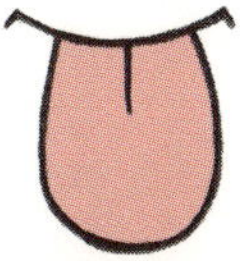

疲れ、冷え、貧血、低血圧などが原因。首筋や背中、お腹が冷えないよう、スカーフや腹巻きなどで対策。無理なダイエットは禁物。

紫っぽい

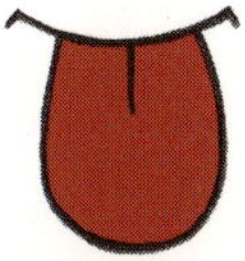

赤紫でくすんだ色は血行が悪くなった瘀血状態。茶や紫の斑点が見られることも。血の巡りをよくする食べ物をとったり、ウォーキングなどの適度な運動で、血行を促す対策を。冷えにも注意。

赤みが強い

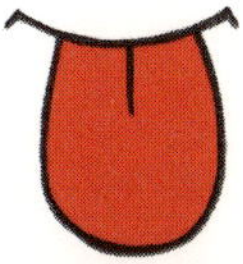

舌先だけが赤いのは、睡眠不足やイライラしているとき。全体が赤い場合は血液中の水分が減って、ドロドロ状態か、熱がこもっている状態。さらに赤い点々が見られるのは、熱性の炎症があるため。

表面に亀裂やデコボコがある

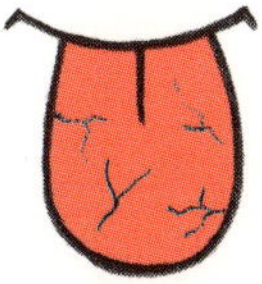

舌の中央に縦にある長い線以外の亀裂や細かいひび割れは、ストレスや過労で身体の水分が不足してしまった状態。

健康な舌

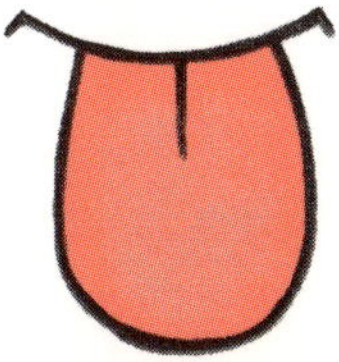

舌全体がきれいなピンク色で、全体にうっすら白いコケがついている。

舌苔が少ない

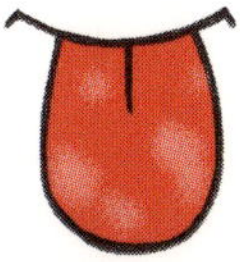

血や身体に必要な水分（潤い）が少ない。部分的にまだらになるのは、虚弱体質、アレルギー体質の可能性もあり。睡眠や水分を充分にとり、ドライフルーツなどで血を補う。

渇いている／濡れすぎている

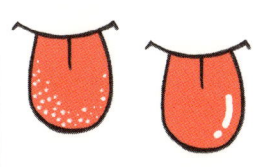

渇いているのは水分不足で熱っぽい傾向。濡れすぎているのは、水分過多で冷えの傾向にある。

舌の両側に歯形がついている

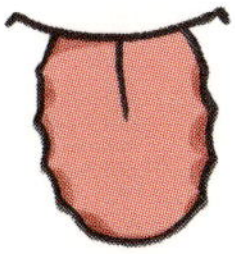

舌がむくんで大きくなっていると、歯形がつきやすい。疲れて新陳代謝が低下し、水分代謝も悪くなっている。消化のよいものを食べ、睡眠を充分とって、気を養うこと。

舌苔が分厚くついている

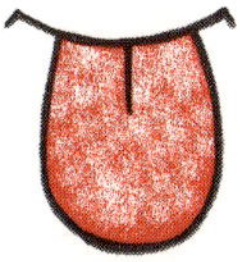

水湿といって水分代謝が悪くなっている証拠。身体がだるく、湿気の多い日に体調が悪くなりがち。刺激物、アルコール、高カロリーのものを避けて、胃腸を休ませてあげること。

ら、入浴、睡眠、それから食器を洗うときにも、ちょっとしたコツを覚えて、ツヤツヤした肌を取り戻す手がかりにしてください。

上手な入浴で、肌はいつもきれいな状態に

皮膚がジクジクしたり、ボロボロ落ちてくるような状態のときは、毎日入浴して、肌をきれいに保ちましょう。しかし、皮膚が強くなってきたら、毎日、入浴する必要はありません。皮脂を落としすぎてしまうからです。

一昔前と違って、現代では、誰もが毎日のように入浴しますし、夜、お風呂に入って、さらに朝はシャワーを使ってから仕事に出かけるという人も少なくありません。

けれども身体は、そんなに汚れてはいないのです。もちろん、汗をかくような季節には、こまめにシャワーを使うことも必要ですが、それ以外の季節に、毎日入浴して、毎回石鹸でごしごし洗っていると、ただでさえ乾燥ぎみの肌は、ますます乾いてしまいます。

身体を洗うときは、タオルやブラシ類は使わないで、石鹸を手か泡立てネットで充分泡立ててから、軽く手で洗い、ついている軟膏や汗を落とせば充分なのです。

ぬるめの温度で5分くらい湯船に浸かり、市販の入浴剤も使わないようにします。

頭皮がカサカサの人はシャンプー剤にも気を遣って、流すときに身体についてしまったら、ていねいに洗い流してください。

入浴後には、とくにすごい勢いで水分が失われていきますから、すぐに保湿クリームを使うようにしましょう。

ばい菌のすみついた肌を清潔に保って潤いを取り戻す

アトピーの痒みはなかなか取れず、辛いものです。最近の研究で、アトピー性皮膚炎の

健康な肌とアトピー肌の基礎構造

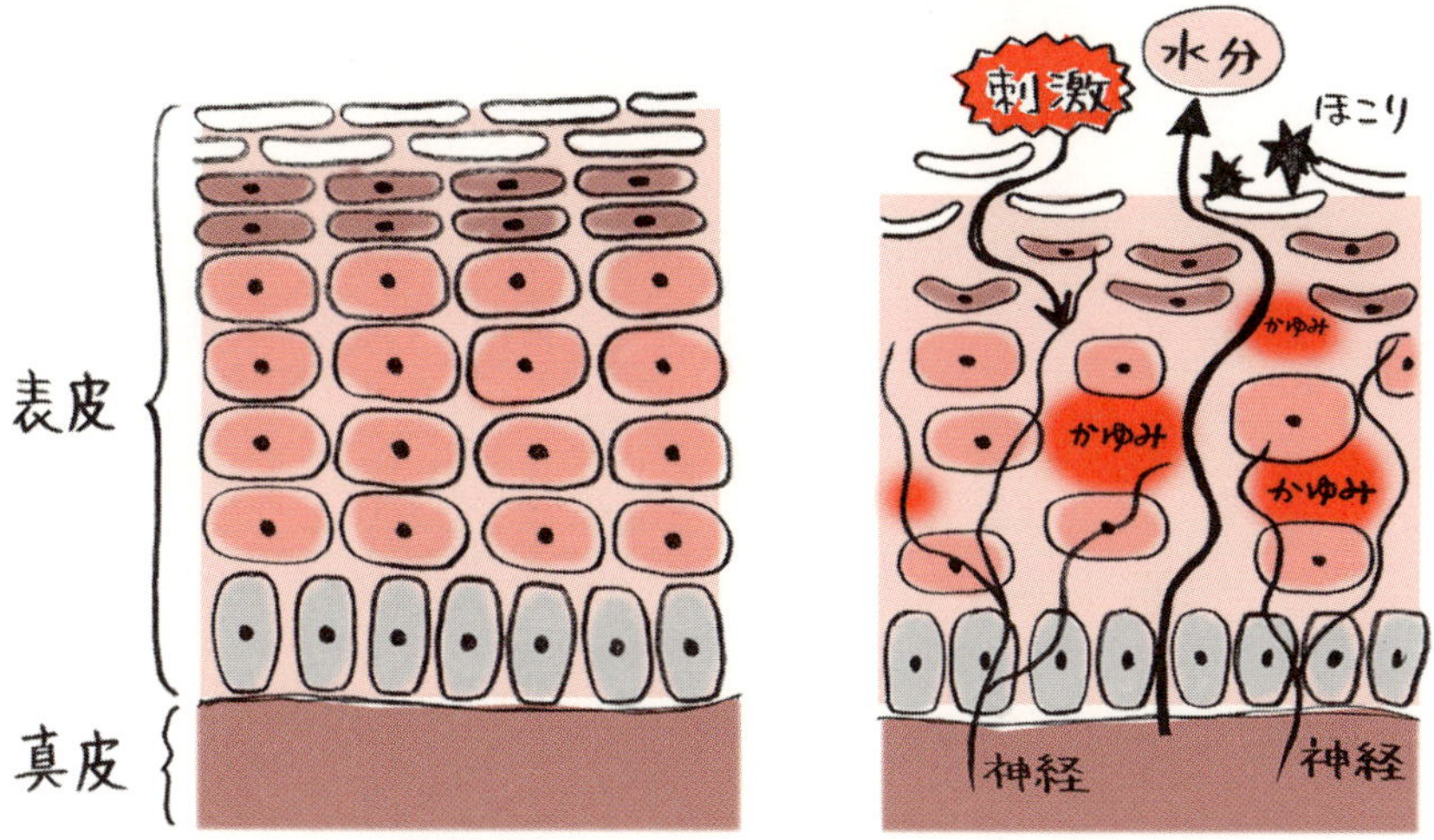

健康な肌　　アトピー肌

患者さんの90％には皮膚に細菌類の強い感染が見られるということがわかりました。

特にステロイド軟膏を長く塗ってきた人の肌は免疫が低下していますから、あらゆる菌類が皮膚の奥にまですみついています。ジクジクしているのはリンパ液が出ているためで、これは菌類を皮膚から追い出そうとしている免疫反応です。

アトピーを改善するためには、まず最初に皮膚に常在する菌類を殺してしまうことが必要です。強酸性水もその目的で使われていますが、人によっては肌がガサガサに乾燥してしまうことがあります。

そんなときは、イソジンやマキロンなどの消毒液をガサガサしているところに塗ってみてもいいでしょう。

スプレー式の新レブメント消毒液（湧永製薬）は痒み止めも入っていて、全身につける場合は使いよいものです。ジクジクしたところは抗生物質のゲンタシン軟膏がよく使われています。

最近出たものでは、ヒバのオイルの入浴剤があります。

ヒバのオイルは皮膚の細菌に強力な抗菌力を発揮することがわかりました。ヒバオイル成分ヒノキチオールの殺菌力は、ゲンタシンより強いと報告されています。ニキビやアトピーの皮膚黄色ぶどう球菌や水虫の白癬菌、カンジダ真菌や恐ろしいMRSA（普通の消毒剤ではきかない）にも強い効果がわかり、たいへんな発見です。

ヒバオイルはお風呂に5～6滴入れるだけなので少量ですみ、オイル成分が肌をスベスベにさせるうえ、ヒノキの香りでリラックスできます。

トラブルがあるときのスキンケアと化粧法

肌は生き物ですから、毎日、状態は変わっています。そのときどきに合わせたスキンケアやお化粧をすればいいのですが、いちばん大切なことは、肌にストレスを与えないということです。日焼けはもちろんのこと、ゴシゴシこすったり、刺激の強い化粧品を使ったりすることは避けましょう。

刺激を与えない化粧品としては、リスブラン化粧品がアトピーにも使える敏感肌用のものを出しています。ノンEシリーズには赤みをとる漢方エキスが入っています。洗顔料をふっくら泡立て、顔を包みこむように洗い、化粧水と乳液を使って、ていねいにお手入れをします。

「コットンにつけるのはもったいない」と手のひらで直接つけると、逆に顔の肌への吸収は悪くなります。コットンに化粧水を含ませたら、自分の年齢とおなじ数の回数を肌にたたきこんでください。乳液もおなじです。

基礎のお手入れにたっぷり時間を使い、ファンデーションはほんの少しつけるだけで

上手にアトピーとつきあう生活のコツ

バスタイム

入る時間

就寝３時間前に入る。体温が上がったままだと、痒みも強く、眠りづらい。早めに入り、寝るころには体温が平常に戻っているほうがよい。

お風呂に浸かる時間

長く浸からないこと。５分くらい。指がシワシワになるほど浸かっていると、肌を保護している皮脂が抜けきってしまう。

温度

季節にもよるが、だいたい40℃くらいがベスト。熱すぎず、ややぬるめの温度に。

シャンプー、リンス

頭皮がカサカサと粉をふく人はシャンプーにも充分気をつけて。洗うときに身体につき、刺激になるので、しっかり洗い流すこと。

身体の洗い方　石鹸

あなたの身体はそんなに汚くありません。石鹸を使うのは１週間に２回くらいに。乾燥気味の肌を毎回、石鹸でゴシゴシは×。使うときはまず手か泡立てネットで充分に泡立てて、手で軽く洗う。ついている軟膏や汗がとれればＯＫ。無添加油脂石鹸、オリーブ石鹸、ノンＥウォッシュ（リスブラン化粧品）など刺激の少ないものを。

湯上がり

体温が上がっているので、乾燥の速度は速く、湯上がりの３分後には肌はもうカサカサに。湯上がりに勇気を出して水をかけると、熱は冷める。水気を拭き取ったあとは、すぐに水分を補充し、クリームで保護膜をつくること。

5

睡眠

痒くて眠れないとき

ぐっすり眠ると、無意識の掻き崩しが少なく、翌朝の掻き傷も減っているはず。眠れないときは、「シベリア人参茶」などのハーブティを飲み、自律神経を落ち着かせる工夫を。

時間

夜10時から朝２時までは肌の再生時間。この時間に起きているのはもったいない。なるべく早く寝て、新しい皮膚をどんどんつくりましょう。

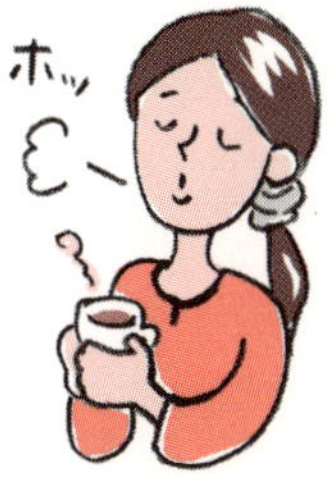

食器洗い

手袋使用

いくら軟膏やクリームを塗っても、水を使うと乾燥はどんどん進むもの。ゴム手袋を上手に利用して、ハンドエステの時間に。

食器洗剤

手袋を使用しているとき以外、なるべく使わない。油物は先に古新聞で油を拭き取ってから、天然油脂洗剤で洗う。

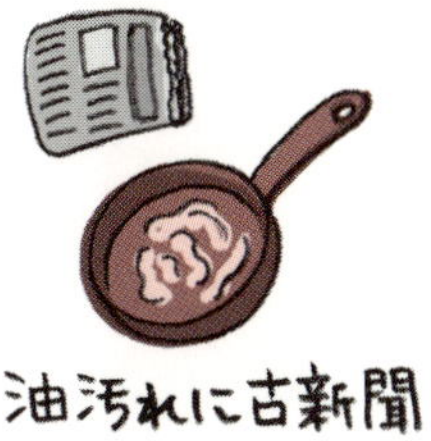

充分です。

痒くて眠れないときの上手な就寝方法

眠れないからといって、安易に入眠剤を使うことは賛成できません。

ハーブティの「シベリヤ人参茶《にんじんちゃ》」などを、就寝30分前に飲んで、神経を落ち着かせてあげれば、質のよい眠りのなかに入っていくことができます。

私は自分自身も眠れないときは、心身をリラックスさせることで自然に眠りに入ることができるようにしています。

その方法を、お教えしましょう。自律訓練法といいます。

まず、仰向けに寝て両足を肩幅くらいに開き、両脇を軽く開いて、手のひらを上に向けます。ヨガの「くつろぎのポーズ」とおなじです。

そして、ゆっくりした腹式呼吸を繰り返しながら、頭のなかで「右腕が重くなる、右腕が重くなる」と3回唱えます。すると、自然に右腕が重くなってきます。左腕、両腕と同様にして。次に「右腕が温かくなる、右腕が温かくなる」と3回唱えます。すると、右腕に温かみを感じはじめます。さらに左腕、両腕と同じように繰り返しているうちに、スッと眠れるのです。自律神経の緊張が取れて、リラックスできます。

これは、緊張して頭に集中していた血液が身体のほうに流れてくるからなのだと思うのですが、とても効果的ですから、一度試してみてください。

食器洗いはハンドエステの時間に変身

手はいつも使っているので、いくら軟膏やクリームを塗っても取れてしまい、食器洗い

自然に眠る方法

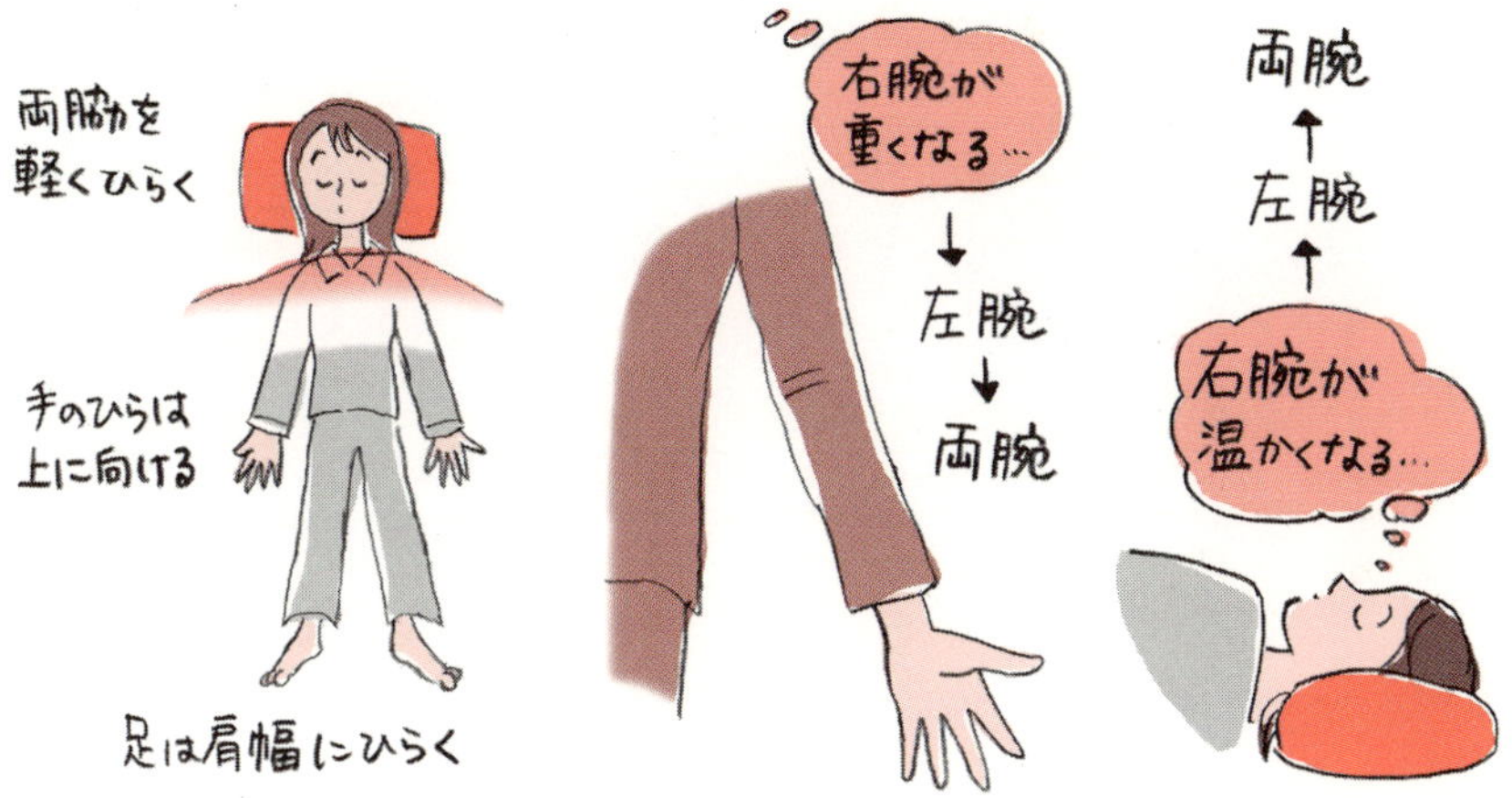

5

食器洗いハンドエステ

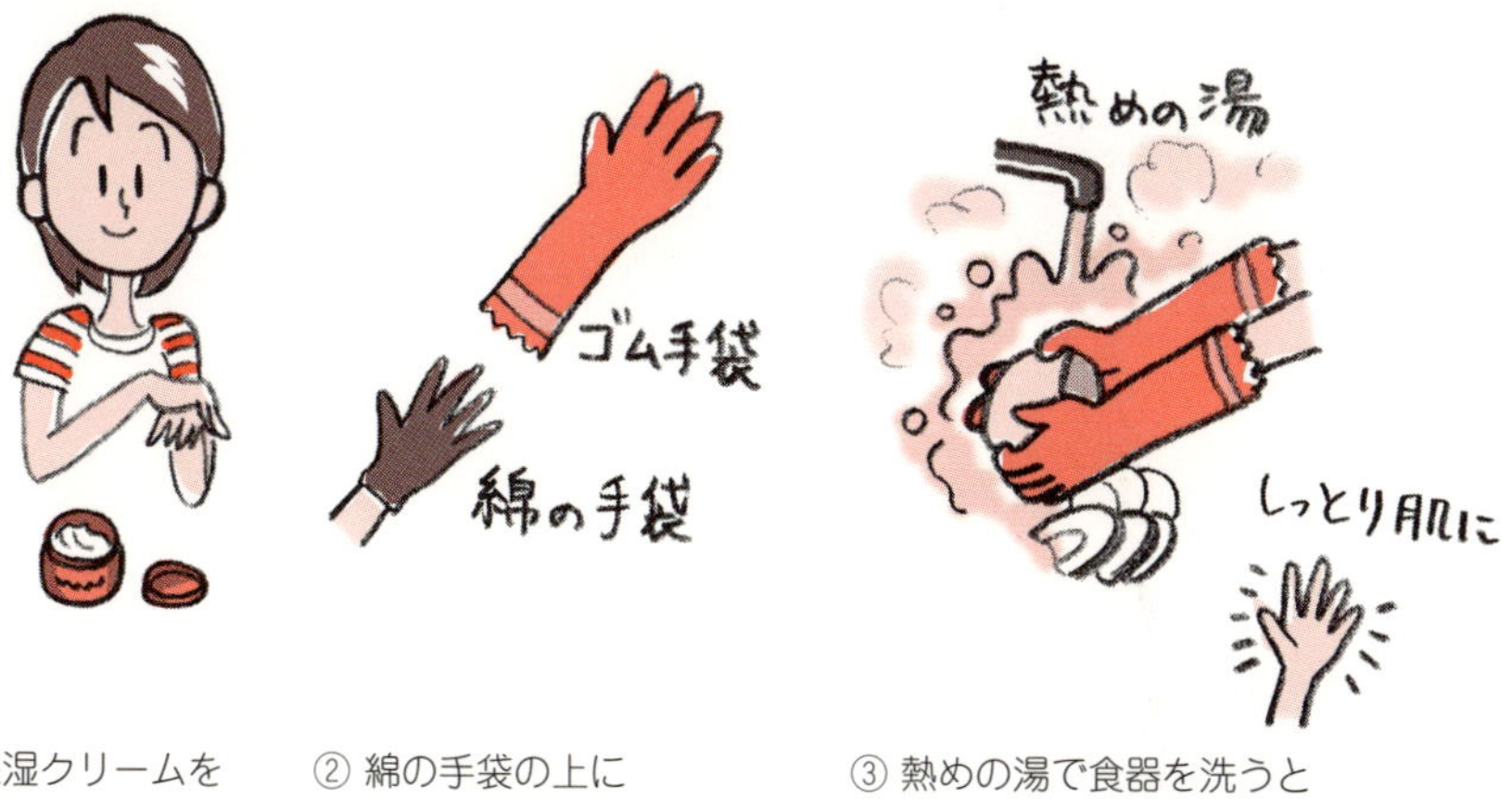

① 保湿クリームを塗る

② 綿の手袋の上にゴム手袋を重ねる

③ 熱めの湯で食器を洗うと保湿クリームが浸透する

などをしていると、すぐに乾燥してしまいます。

その時間をハンドエステの楽しみに変えてしまいましょう。

まず手に保湿クリームを塗り、ゴムの手袋が直接肌に当たらないように、綿の手袋の上にゴム手袋をします。そして、やや熱めのお湯で食器を洗えば、手はエステを受けているようにしっとりとします。保湿クリームが浸透して、しっとりの肌をめざすことができます。

油ものを洗うときには、あらかじめ新聞紙、キッチンペーパーや古着でふき取っておいてから天然油脂石鹸を使えば、きれいに落ちます。

予算があれば、自動食器洗い機もおすすめします。

第6章

〈タイプ別〉元気と美肌を手に入れる薬膳レシピ

身体の健康とバランスを左右する食生活

薬膳というと、生薬を使った薬臭いものをイメージしてしまう人がいるかもしれませんが、薬膳は「薬になる食べ物」という意味で決して漢方薬を入れた薬臭いものではありません。

「薬食同原」という言葉がありますが、中医学では薬と食べ物をまったく別のものとは考えていないのです。

中医学は治療だけではなく予防、養生を重視していて、薬膳はその考えにもとづいて、毎日の生活のなかで病気の予防、治療、健康回復に役立つようつくられたものです。

中国ではすでに後漢時代に薬膳について書いてある本『後漢書　烈女傳』があります。そこには「母親　調　薬膳　思情篤密（母親は心をこめて薬膳をととのえる）」と書かれています。

食べ物のひとつひとつが身体にさまざまな影響を与え、体調に応じて、何をどのように食べればいいかを、中国の人たちは経験的に知っています。

たとえば、食べ物にはあたためるもの、冷やすもの、潤すものなどの性質があることを見抜いて、それを健康づくりに活かしています。

身体のアンバランスを調整し、健康を維持するためには、「食の知恵」が必要なのです。

アトピー性皮膚炎の場合も、日本人にあった食生活を心がけ、さらに食べものの性質を知って食事に活かすと、さらに効果が期待できます。

ただ、「アトピーによい薬膳」と一言でいっても、それは症状によってちがいます。それぞれの症状にあった薬膳を献立のレパートリーのなかに入れてください。

薬膳の効き目を出すために、薬膳料理は1週間に1回は食べましょう。また、効き目のある食物は毎日かわるがわる食べないと効き目は出ません。

これらの食べ物は生薬として漢方処方に使われ、実際煎じ薬にするとすぐ効き目が出ます。

毎日美味しく楽しく食事を楽しみましょう。

●症状が混ざっているとき

実際は、いろいろな症状は複雑にまざっているので、わかりにくいかもしれません。その場合は、その症状に合った食べ物をまんべんなくとるようにすればよいでしょう。

●症状がよくなってきたら

再発防止に「平性」の食べ物（146ページ参照）を中心にして、熱性、温性、寒性の食べ物を少し入れてとりましょう。

6

緑豆とはと麦の炊き込みご飯（4人分）

材料

米‥‥‥‥‥‥‥‥‥ 2カップ
緑豆（乾燥）‥‥‥‥‥¼ カップ
ヨクイニン ‥‥‥‥‥¾ カップ
（水に一晩つけてから30分煮たものを用意）
青じそ ‥‥‥‥‥‥‥‥ 少量
酒‥‥‥‥‥‥‥‥‥ 大さじ2
塩‥‥‥‥‥‥‥‥‥‥小さじ ½
水‥‥‥‥‥‥‥‥‥ 2½ カップ

※ヨクイニンとは、はと麦の殻を取ったもの。漢方薬局で市販している。

作り方

1 ヨクイニンは水に一晩つけてから、30分煮ておく。
2 米、緑豆、ヨクイニンに水、酒大さじ2、塩小さじ ½ を加え、1時間以上おいてから炊きあげる。
3 盛りつけてから、青じそを千切りにしてもんで水で洗ったものを飾る。または、塩を入れずに炊きあげてから梅干を入れて混ぜてもよい。

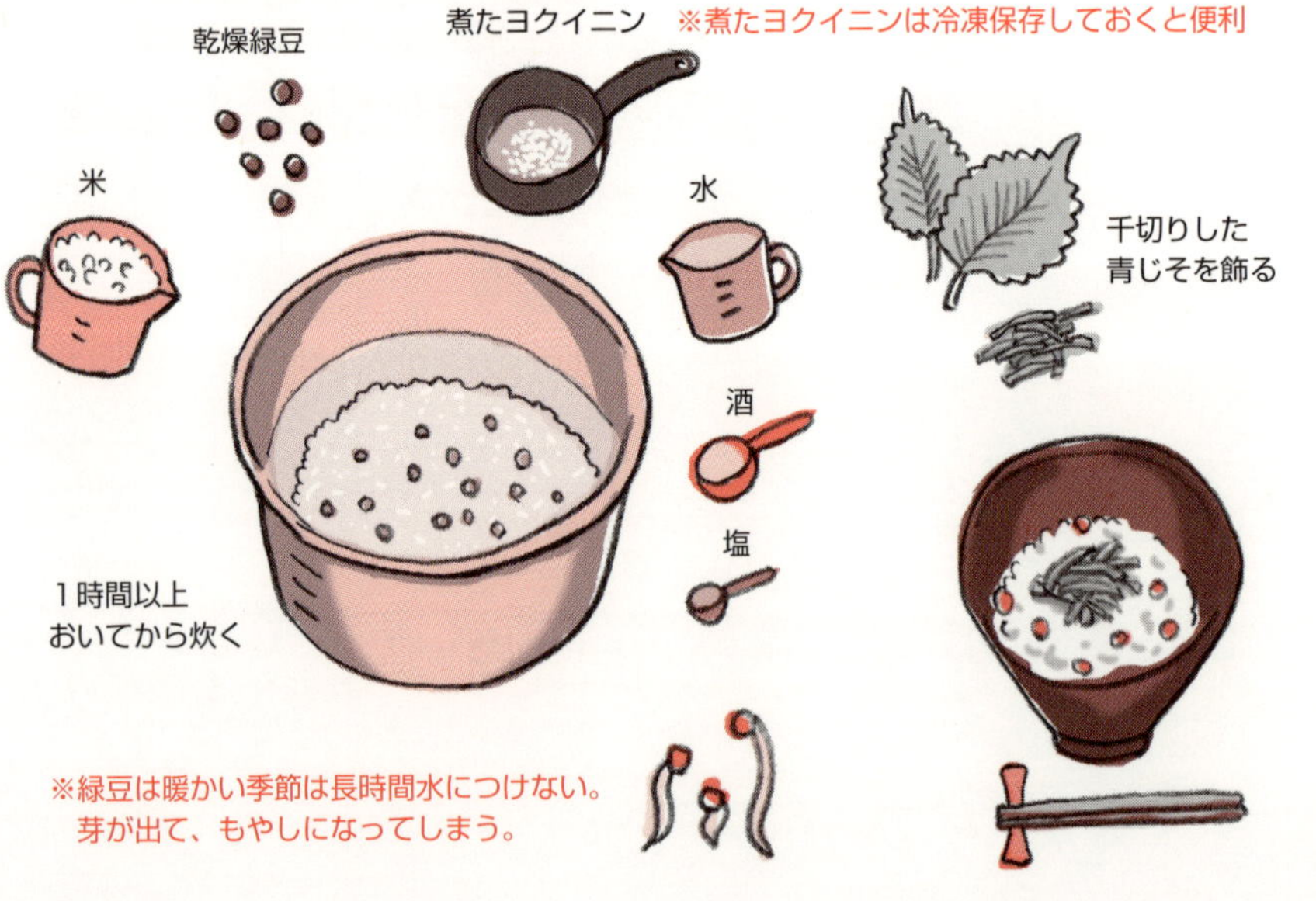

乾燥緑豆
煮たヨクイニン
※煮たヨクイニンは冷凍保存しておくと便利
米
水
千切りした
青じそを飾る
酒
塩
1時間以上
おいてから炊く
※緑豆は暖かい季節は長時間水につけない。
芽が出て、もやしになってしまう。

ジクジクした湿気と熱がこもったタイプにオススメ

はと麦と大根のホタテあん（4人分）

材料

大根……………………400g
はと麦……………カップ½
だし汁……………カップ2
ホタテ貝（缶詰め）………1缶
塩………………………小さじ1
酒………………………大さじ1
醤油・砂糖…………各少々
水溶き片栗粉………大さじ1
いんげん………………少々

作り方

1 はと麦は半日ほど水につけておき、柔らかくなるまで煮る。
2 大根は2cm角に切り、串が通るくらいまでゆでる。
3 1と2をだしで煮て、ほぐしたホタテ貝を加え、塩・酒・醤油・砂糖で味を整え、水溶き片栗粉でとろみをつける。
4 器に盛り、ゆでたいんげんを飾る。

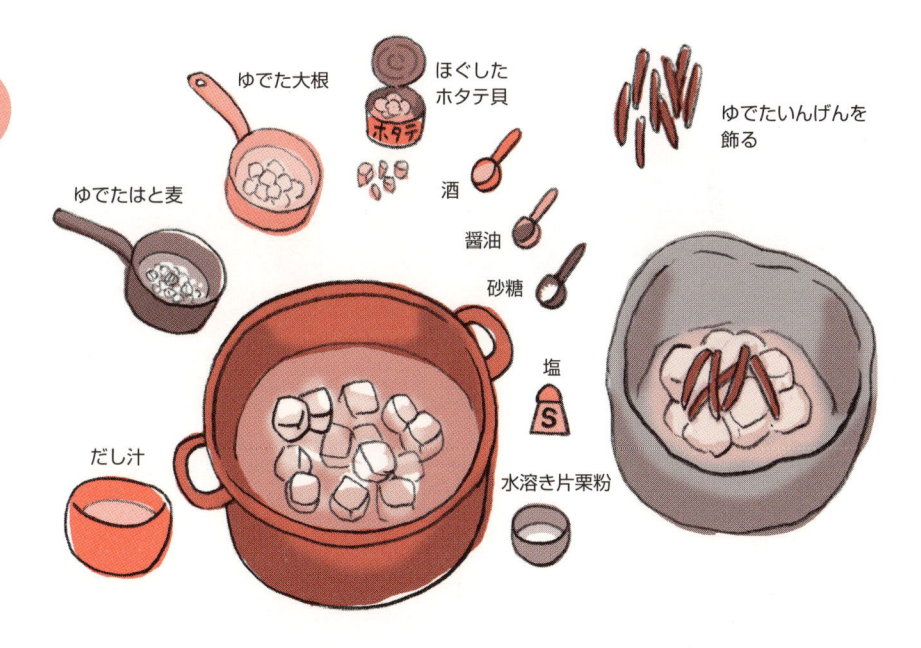

きゅうりとくらげの酢の物（4人分）

材料

乾燥くらげ	150ｇ
きゅうり	1本
卵	½個
甘酢ソース	
砂糖・酢	各大さじ2
醤油	大さじ1
塩	小さじ½
サラダ油・塩	適宜

作り方

1 沸騰したたっぷりの湯に乾燥くらげを入れ、ふたたび沸騰する直前にさっとあげて冷水にとり、一晩おく。

2 きゅうりは3cmの長さに細切りにする。

3 錦糸卵をつくる。

4 甘酢ソースを合わせたボールに、1、2の順で入れて混ぜ合わせる。

5 4を器に盛りつけ、錦糸卵を上に飾る。

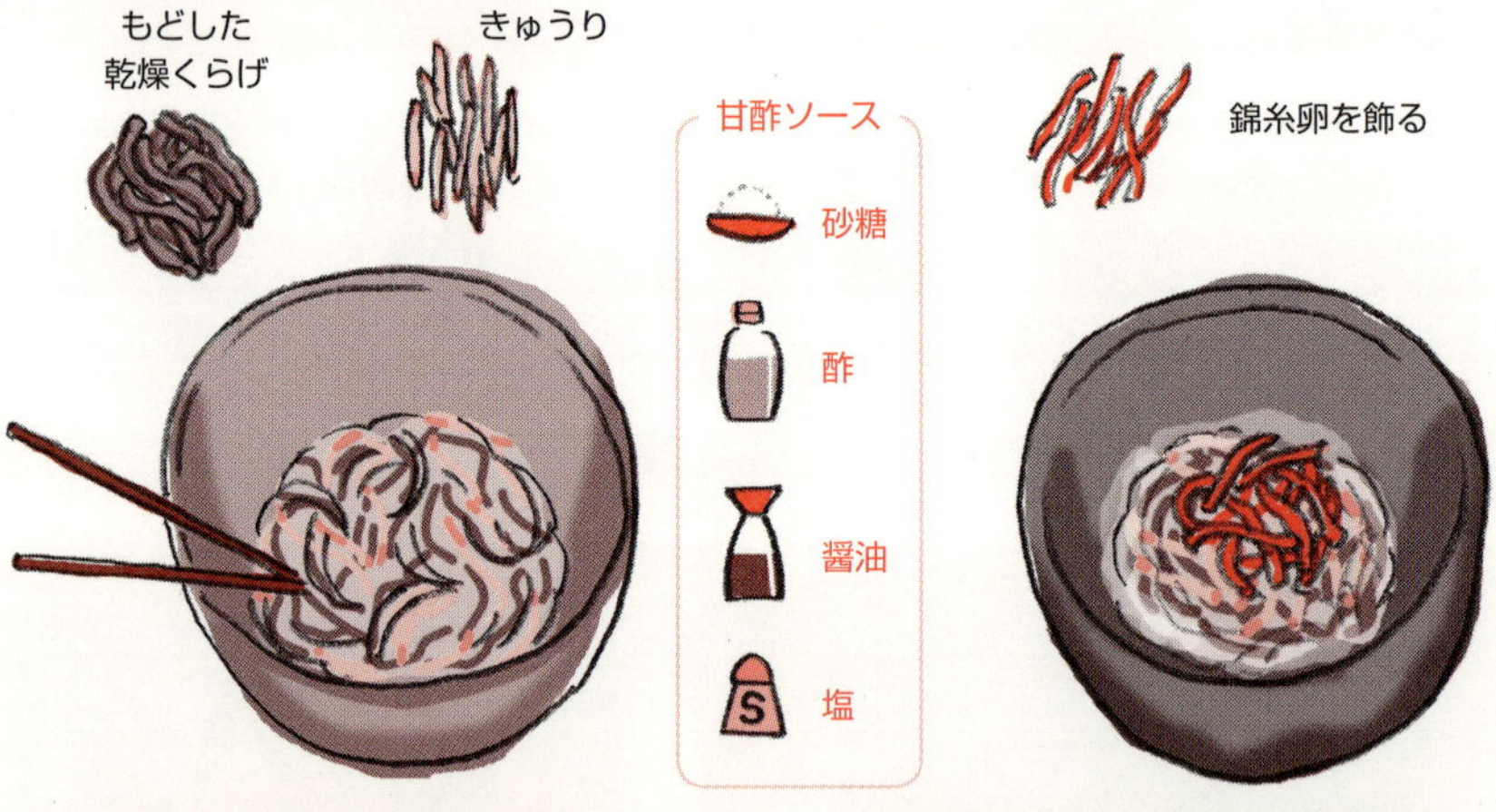

この症状によい食べ物

緑豆、あずき、すべりひゆ、もやし、白菜、冬瓜、はと麦、スイカ、春雨、きゅうり、くらげ、スベリヒユ茶、緑茶など

この症状によくない食べ物

チョコレートなど甘いもの、揚げもの、油っこいもの

皮膚が真っ赤で、熱と毒がいっぱいのタイプにオススメ

大根とくらげのあえもの（4人分）

材料

大根	400g
きくらげ	5g
くらげ	60g
かいわれ大根	半パック
卵	半個
あさつき	少々
塩	少々
たれ	
醤油	大さじ2
黒酢	大さじ1
砂糖	大さじ1
ごま油	大さじ1

作り方

1 大根を千切りにし、塩をふってしばらくおき、水気を絞る。

2 きくらげを水でもどし、細切りにする。

3 くらげを水でもどし、塩抜きして食べやすく切る。

4 かいわれ大根は根元を切って水洗いし、水気を切る。

5 割りほぐした卵に塩を加え、薄焼きにして錦糸卵をつくる。

6 ボールにたれを混ぜ合わせ、1～3を混ぜる。

7 器にかいわれ大根と6を盛り、錦糸卵とあさつきの小口切りをふる。

6

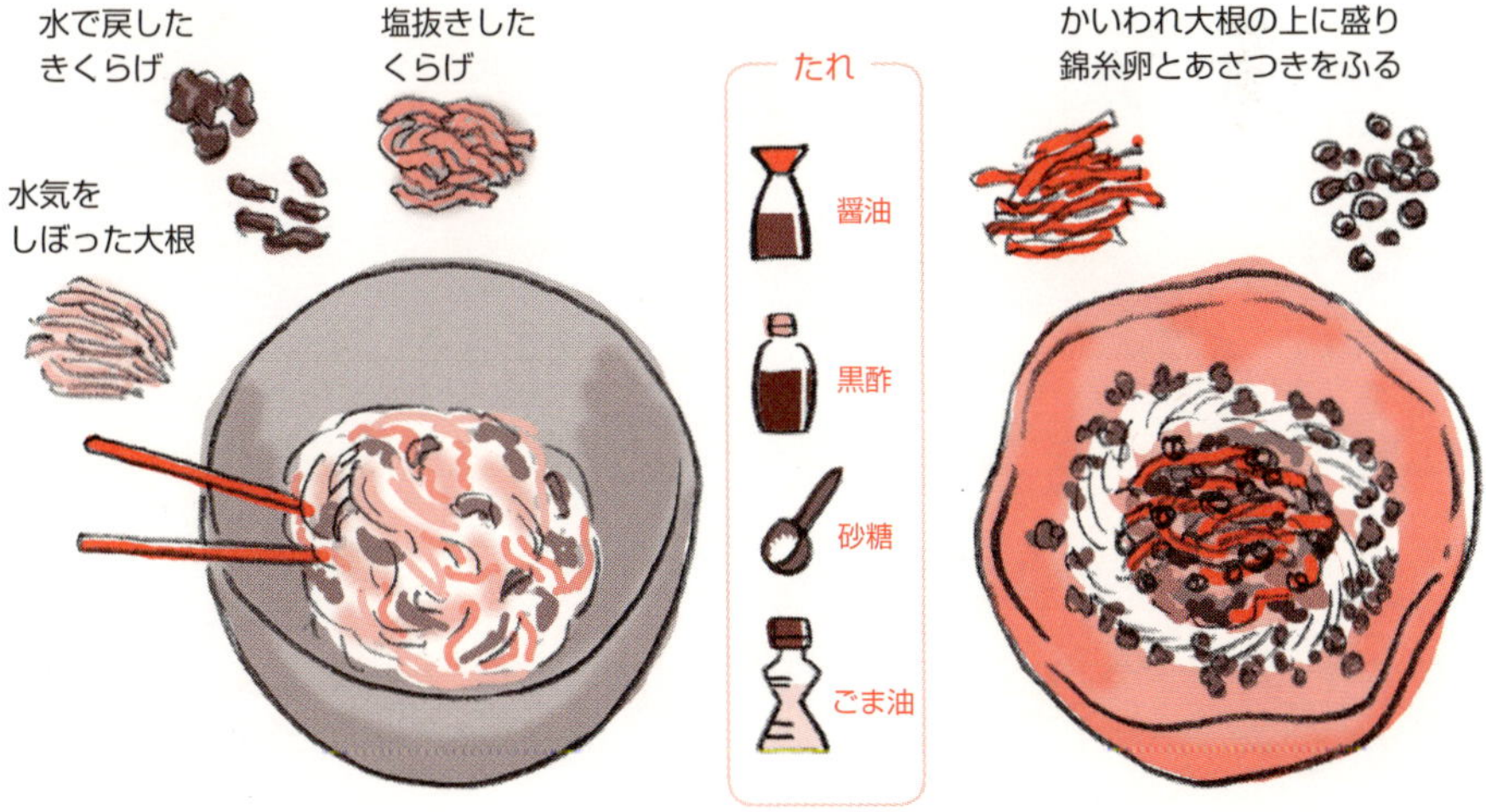

白菜と春雨のスープ（4人分）

材料

白菜	100 g
春雨	40 g
しいたけ	2～3枚
にんじん	40 g
春菊	100 g
豆腐	半丁
干し貝柱	2～3個
チキンスープ	1000 cc
酒・醤油	各大さじ1
塩・胡椒	少々
水溶き片栗粉	大さじ1

作り方

1 白菜・春雨・しいたけ・にんじん・豆腐は食べやすく切っておく。

2 干し貝柱はもどしておく。

3 春菊はゆでて、食べやすく切っておく。

4 白菜・春雨・しいたけ・にんじん・貝柱をチキンスープで煮る。

5 野菜が柔らかくなったら、豆腐・春菊を加え、塩・胡椒・酒・醤油で味を整え、水溶き片栗粉でとろみをつける。

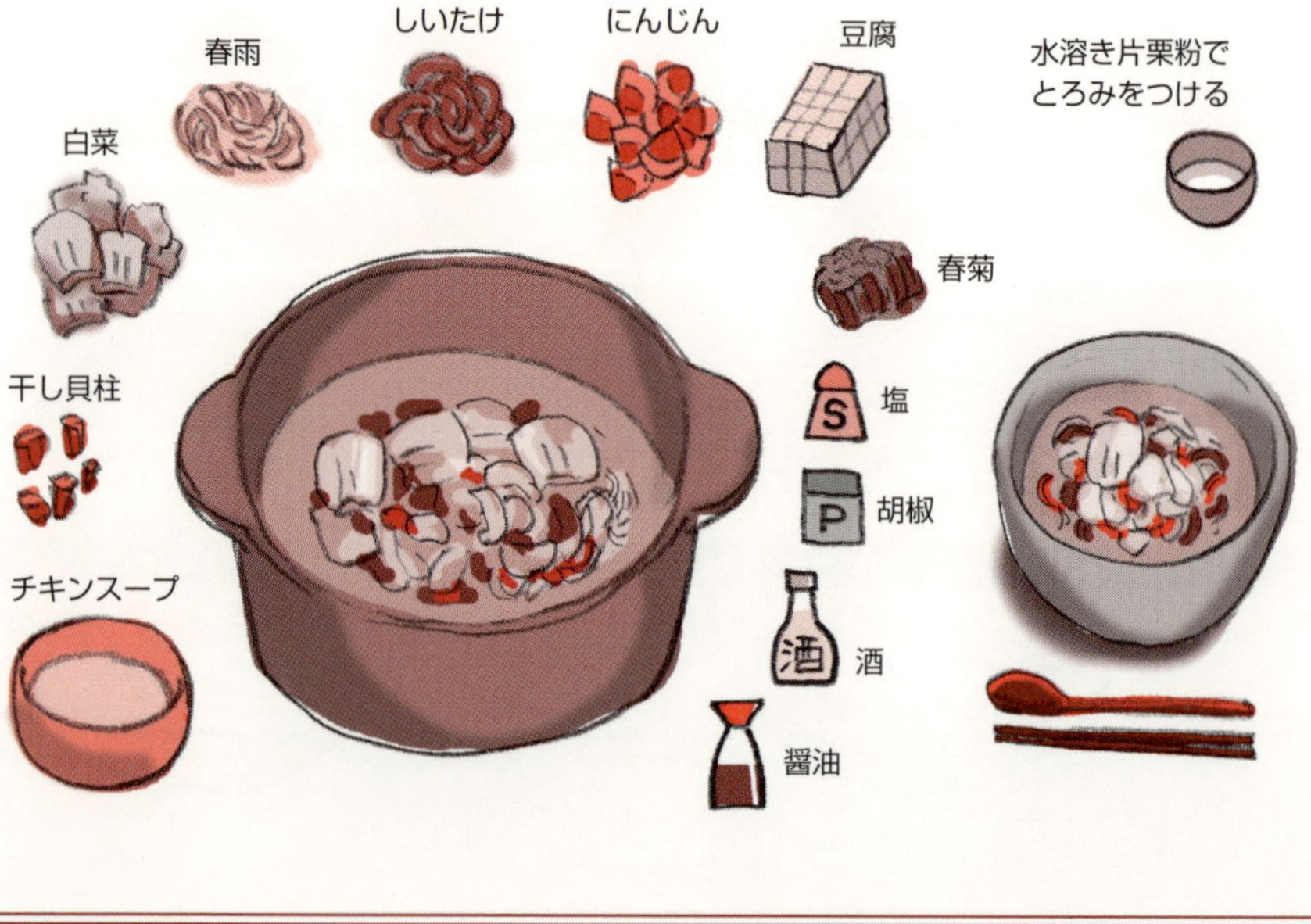

皮膚が真っ赤で、熱と毒がいっぱいのタイプにオススメ

緑豆ぜんざい

材料

緑豆（乾燥）…………100g
砂糖………………70g
白玉粉……………120g

作り方

1 緑豆はたっぷりの水に一晩つけておく
2 鍋にたっぷりの水を入れ、火にかけて、弱火でゆでる。
3 柔らかくなったら、砂糖を加えて味をしみこませる。
4 白玉粉に水を少しずつ加え、耳たぶくらいの柔らかさにこね、一口大に丸めたものをゆでて、冷ます。
5 4に2をかけて、できあがり。

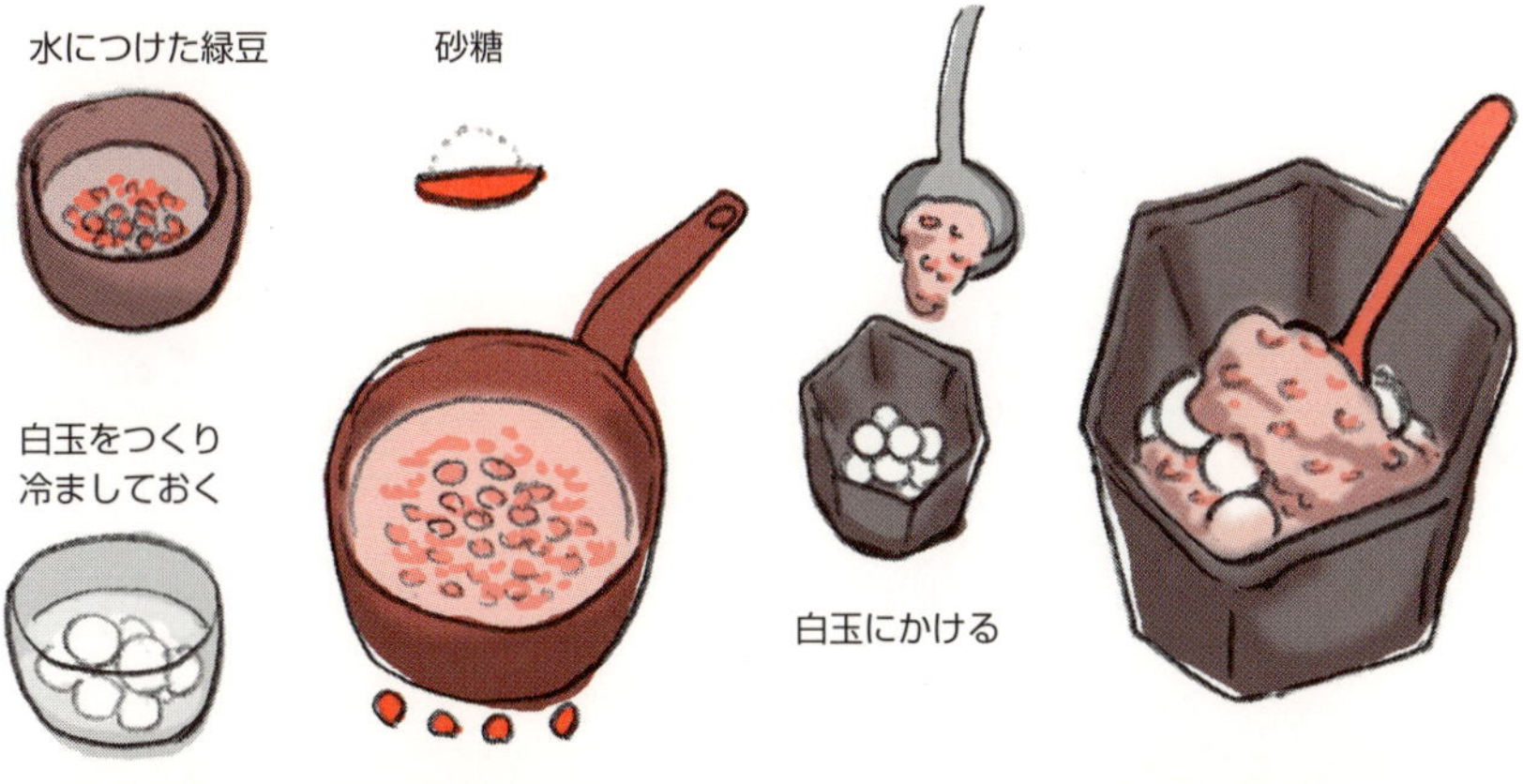

この症状によい食べ物

野菜を中心、緑豆春雨、なす、スイカ、緑豆、たんぽぽ、くちなし、あずき、板藍茶など

この症状によくない食べ物

チョコレート、ケーキなど甘いもの、キムチ、唐辛子、カレーなど刺激物、酒、カロリーの高いもの

白きくらげ入りわかめスープ（4人分）

材料

わかめ	20g
白きくらげ	5g
ねぎ	8cm
煎り白ごま	大さじ½
にんにくのみじん切り	小さじ½
ごま油	大さじ1
酒	大さじ1
水	4カップ
固形スープの素	1
醤油	小さじ1
塩・胡椒	少々

作り方

1 わかめは塩を洗い落とし、水に約10分つけて水をしぼり、2〜3cmに切る。

2 白きくらげは水にもどし、石づきを取り除く。

3 鍋を熱し、ごま油とにんにくを入れ、手早く炒めて香りを出したら、わかめと白きくらげを入れ、ひと炒めし、酒・水・固形スープ・醤油を加えて煮たてる。

4 アクを取り、塩・胡椒で調味し、最後に小口切りのネギと白ごまを入れる。

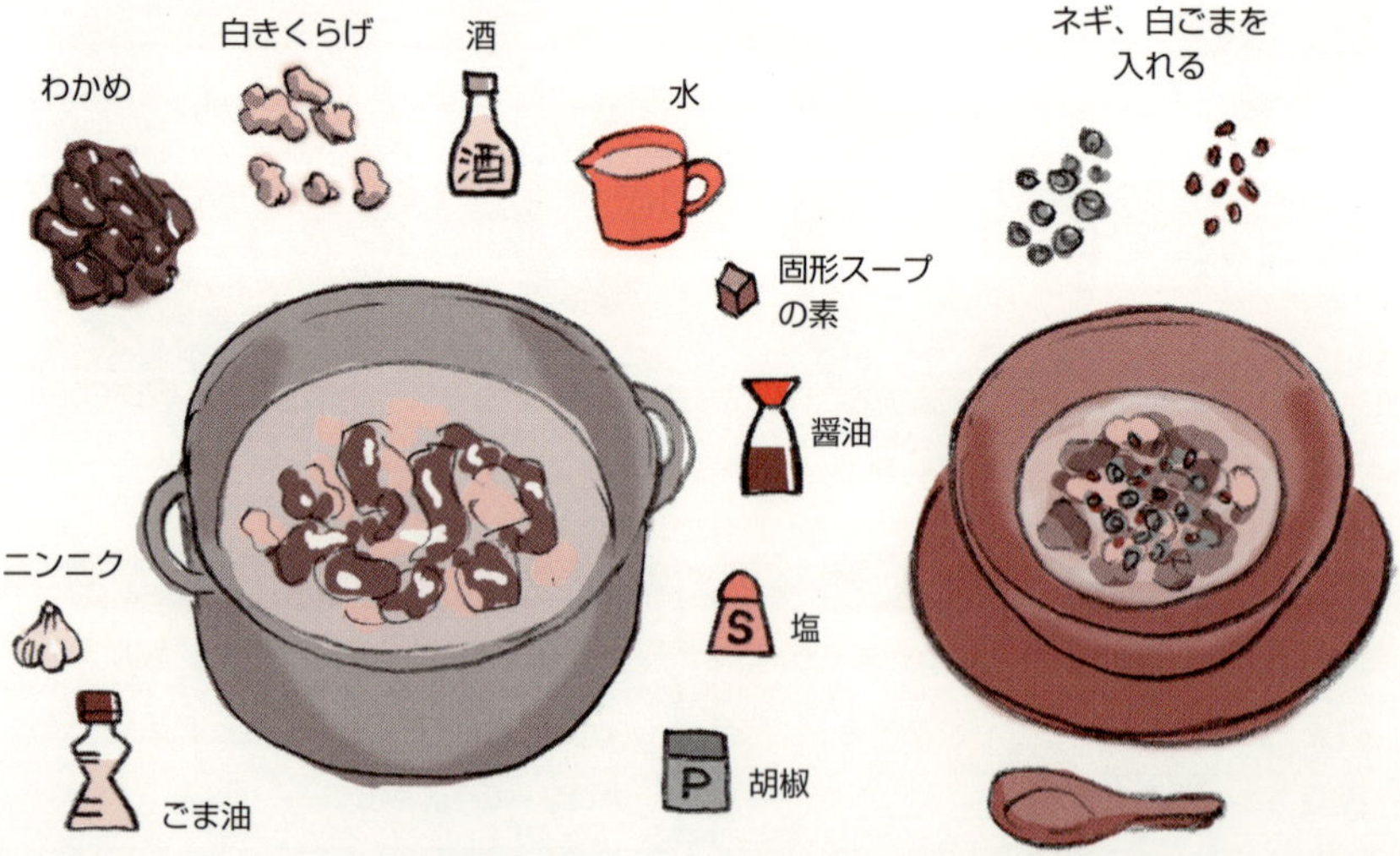

カサカサと皮膚が乾燥し、ひびが入るようなタイプにオススメ

杏仁豆腐

材料

杏仁 ⅓〜¼カップ（大さじ3〜4）
牛乳……………… 1カップ
砂糖………………½カップ
フルーツ缶詰 …………1缶
粉寒天…………………2g
水…………………… 適量
アーモンドまたはバニラエッセンス
シロップ
　水……………… 1カップ
　砂糖…………… ½カップ

作り方

1 水1カップ、砂糖½カップを煮溶かし、シロップを作り、冷やす。
2 冷めたら、バニラエッセンスを加える。
3 杏仁に1カップの水を加え、ミキサーにかけ、濾して杏仁水をつくる。できあがりが1カップになるように、水を加える。
4 粉寒天2gをカップ1杯の水で煮て溶かす。
5 3と4に砂糖を合わせ、煮て溶かす。
6 5に牛乳を加えて、型に入れて冷やす。
7 固まったら図のように切る。
8 食する直前、7に冷えたシロップと缶詰めを加える。

6

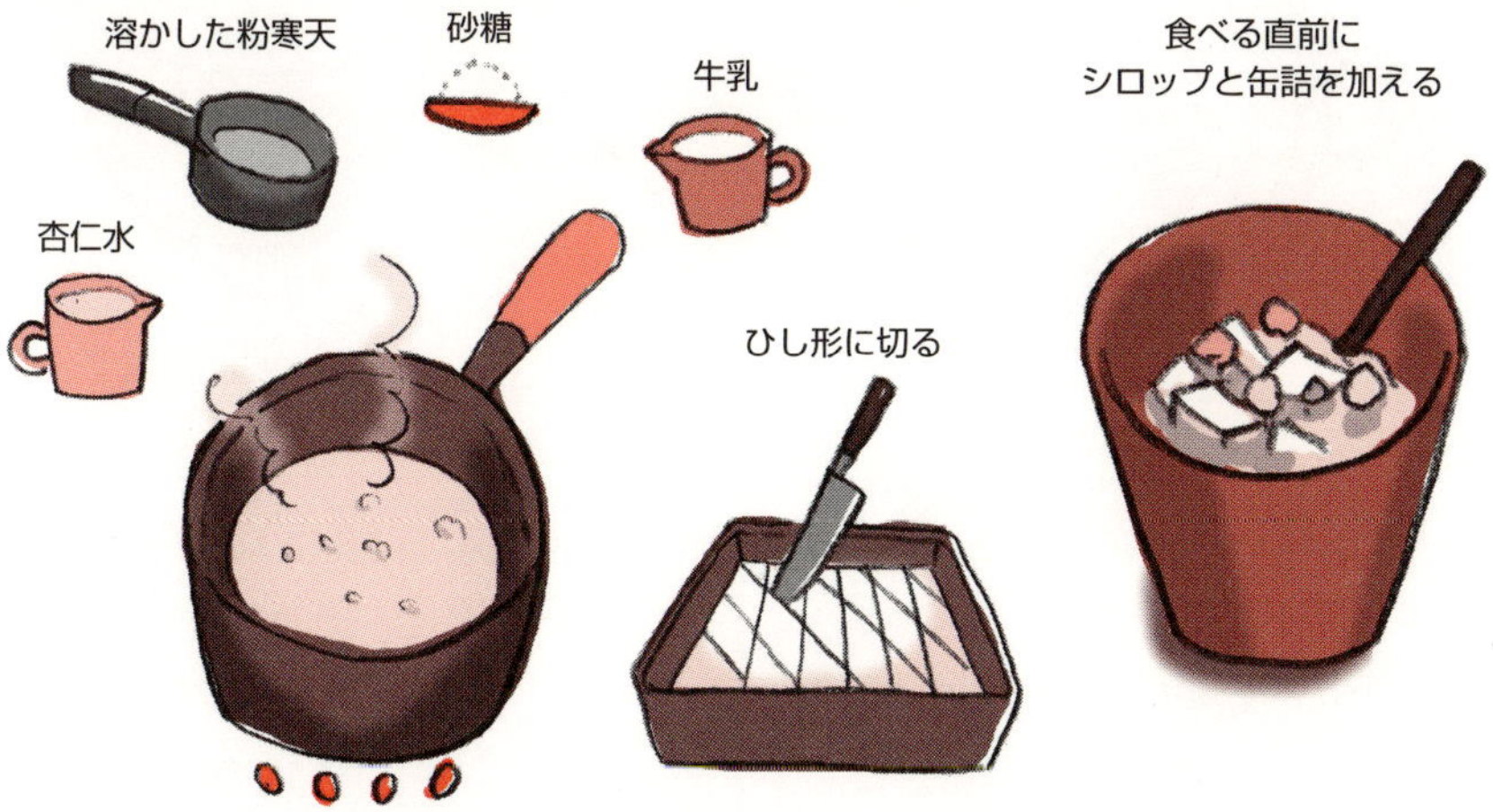
溶かした粉寒天
砂糖
牛乳
杏仁水
食べる直前に
シロップと缶詰を加える
ひし形に切る

梅干となつめ、松の実のお粥（4人分）

材料

米・・・・・・・・・・・・・・・・ 1カップ
なつめ・・・・・・・・・・・・・・・ 8個
松の実・・・・・・・・・・・・・ 大さじ2
梅干し・・・・・・・・・・・・・・・・・1個
鳥がらスープ　米の10～12倍

作り方

1 米をといで30分ほどザルにあげておく。
2 鳥がらスープを沸騰させ、米、なつめ、松の実を入れる。
3 ふたたび沸騰したら、弱火にして40分から1時間くらい炊く。
4 最後にほぐした梅干しを混ぜ、塩で味を整える。

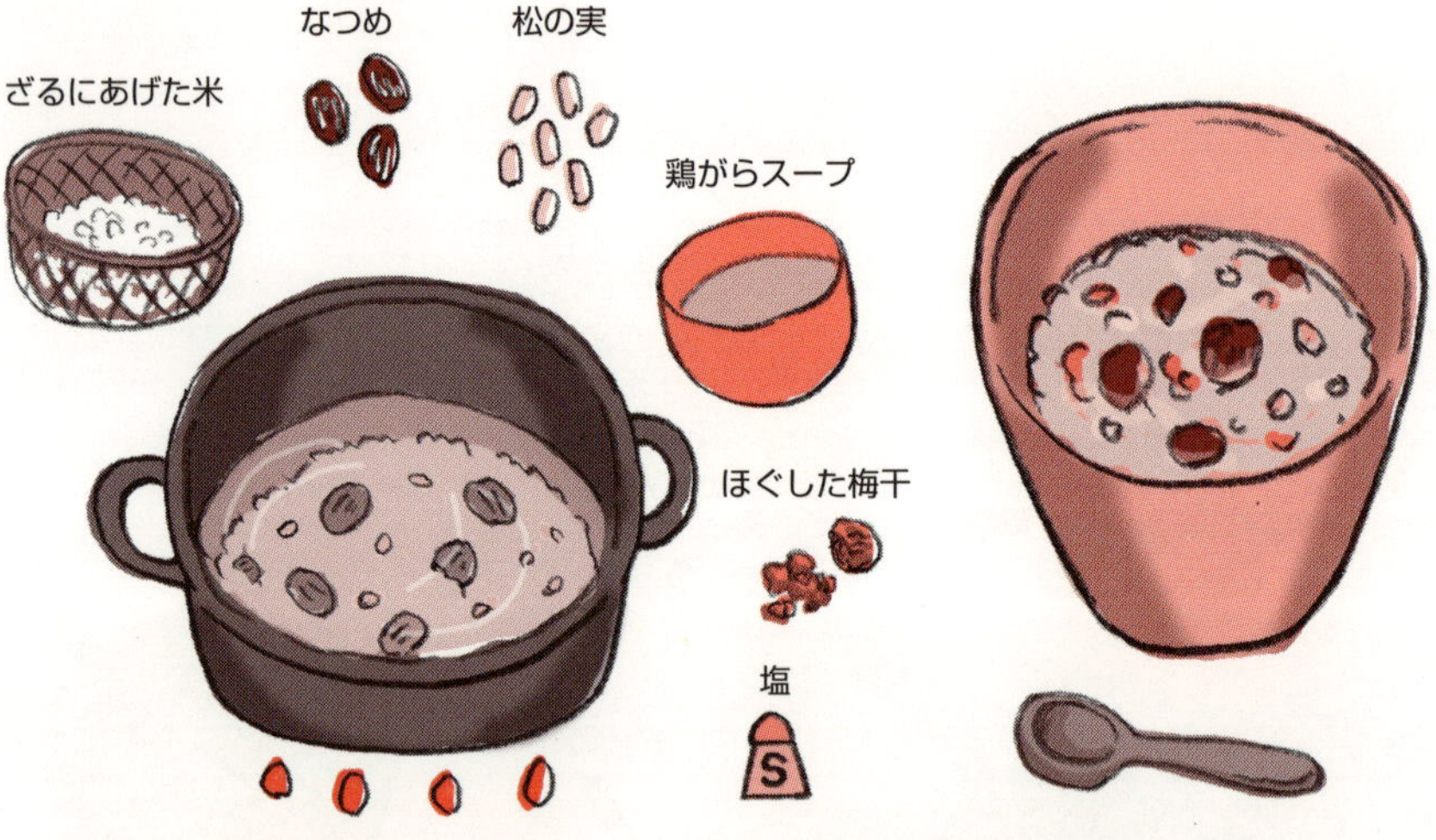

この症状によい食べ物

桑の実、豆腐、梨、りんご、百合根、白きくらげ、竜眼肉、梅干の種、すっぽんなど

この症状によくない食べ物

キムチなど唐辛子の多いもの、せんべい、ビスケットなど乾きもの

血がドロドロになって、くすんだ黒っぽい肌のタイプにオススメ

北京名物・トマトうどん（4人分）

材料

うどん（乾燥）	300g
トマト	中8個
豚赤身	120g
ピーマン	2個
卵	4個
玉ねぎ	1個
八角	1個
または、しょうが	少々

作り方

1 熱湯にトマトを入れて湯むきし、大きく8個くらいにざく切りにする。

2 うどんは硬めにゆでて、水でさっと洗って水を切っておく。

3 中華鍋を熱してから、油を熱し、塩・胡椒した卵を軽く炒め、皿にとっておく。

4 さらに中華鍋を熱し、八角またはしょうがを熱し、豚肉と野菜を炒める。

5 4にトマトを加え、火が通ったら、塩・胡椒して、炒めた卵を鍋にもどし、いっしょにうどんにかける。

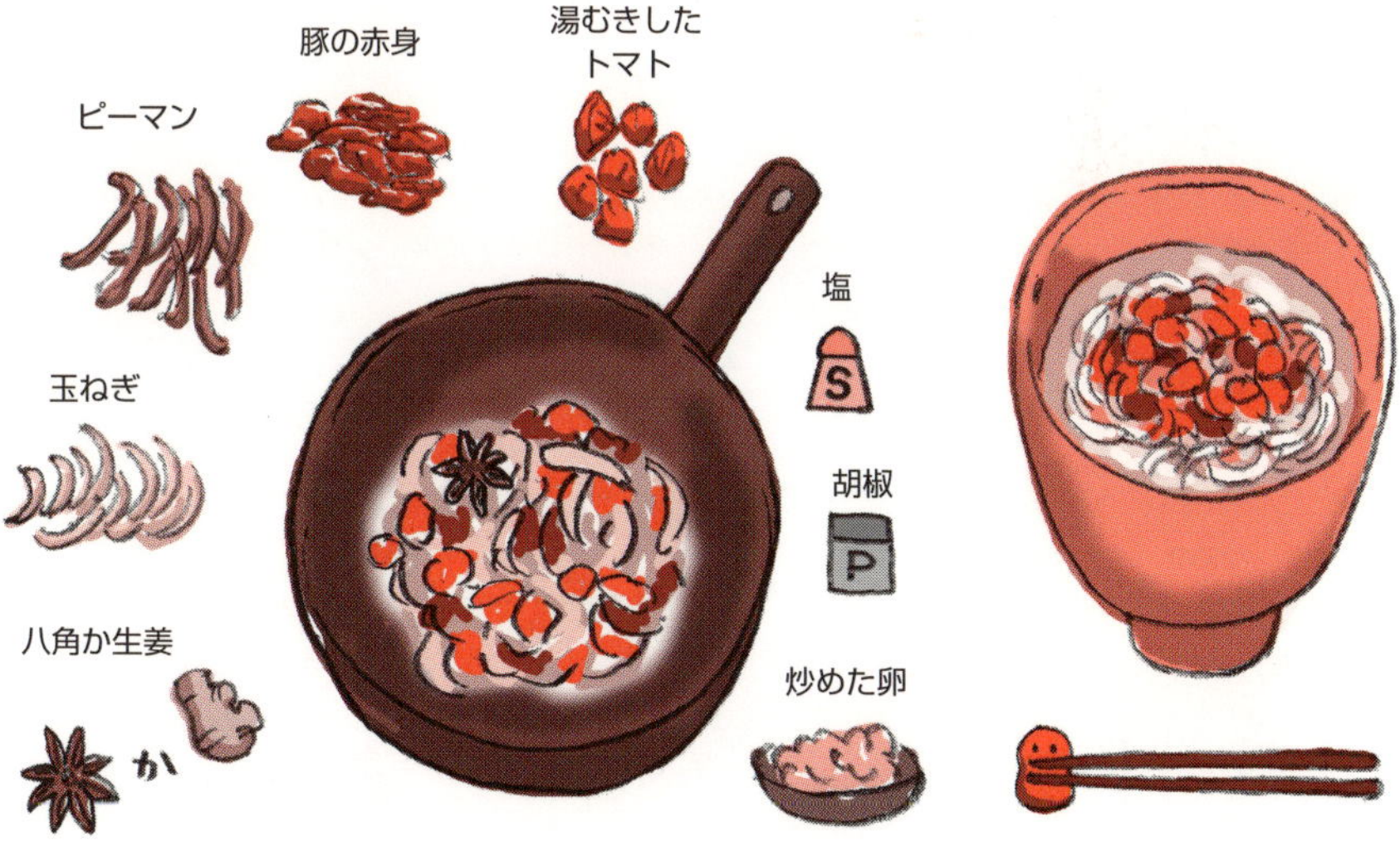

鮭と紅花のミルク炊き込みご飯（4人分）

材料

米………………… 2カップ
生鮭………………… 1切れ
紅花………………… 大さじ2
玉ねぎのみじん切り …… 大さじ2
にんじん ………40ｇ（みじん切り）
ピーマン ……… 1個（みじん切り）
マッシュルーム ‥生４～５個（薄切り）
スープ ……………… 1カップ
（水1カップ＋固形スープの素）
牛乳………………… 1カップ
バター ……………… 大さじ2
塩・胡椒・サラダ油 ……… 適量
きくらげ ……………… 2ｇ

作り方

1 生鮭は小さく切り、酒、醤油各大さじ１をかけておく。
2 フライパンに大さじ1のバターを溶かし、米、玉ねぎを炒め、炊飯器に入れる。
3 サラダ油・バターで生鮭、にんじん、きくらげ、ピーマン、マッシュルームを炒めて、２に加える
4 スープ、牛乳、塩小さじ ¼、紅花、胡椒少々を入れて、普通に炊く。

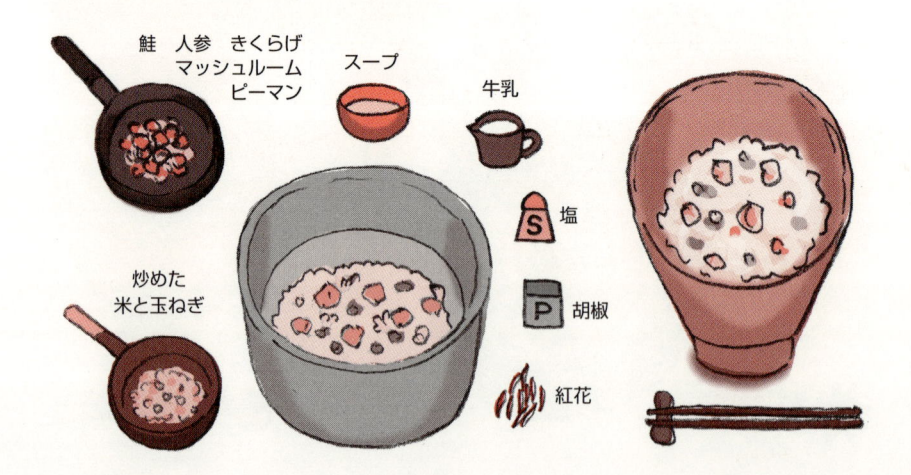

血がドロドロになって、くすんだ黒っぽい肌のタイプにオススメ

松の実入り小松菜サラダ（4人分）

材料

小松菜……………… 100 g
松の実…………… 大さじ2
紅花…………… ひとつまみ
玉ねぎ……………… ½個
にんじん ……………3cm大
ドレッシング A
ごま油大さじ1　にんにく少々
醤油大さじ1　黒酢大さじ1
みりん大さじ½　酒大さじ1

作り方

1 小松菜はゆでて3cmの長さに切る。
2 にんじんは3cmの長さの細切りにして塩をふり、しばらくおいて、しぼる。
3 玉ねぎは薄切りにし、水にさらさずに、1時間以上おく。
4 紅花はさっと熱湯を通しておく。
5 ニンニクのみじん切りをごま油で焦げないように炒め、Aの調味料を入れて煮たてる。
6 1～4をざっくり混ぜて、ドレッシングであえる。

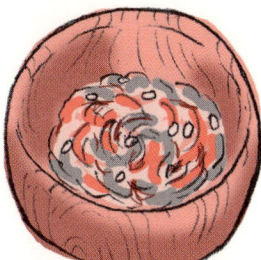

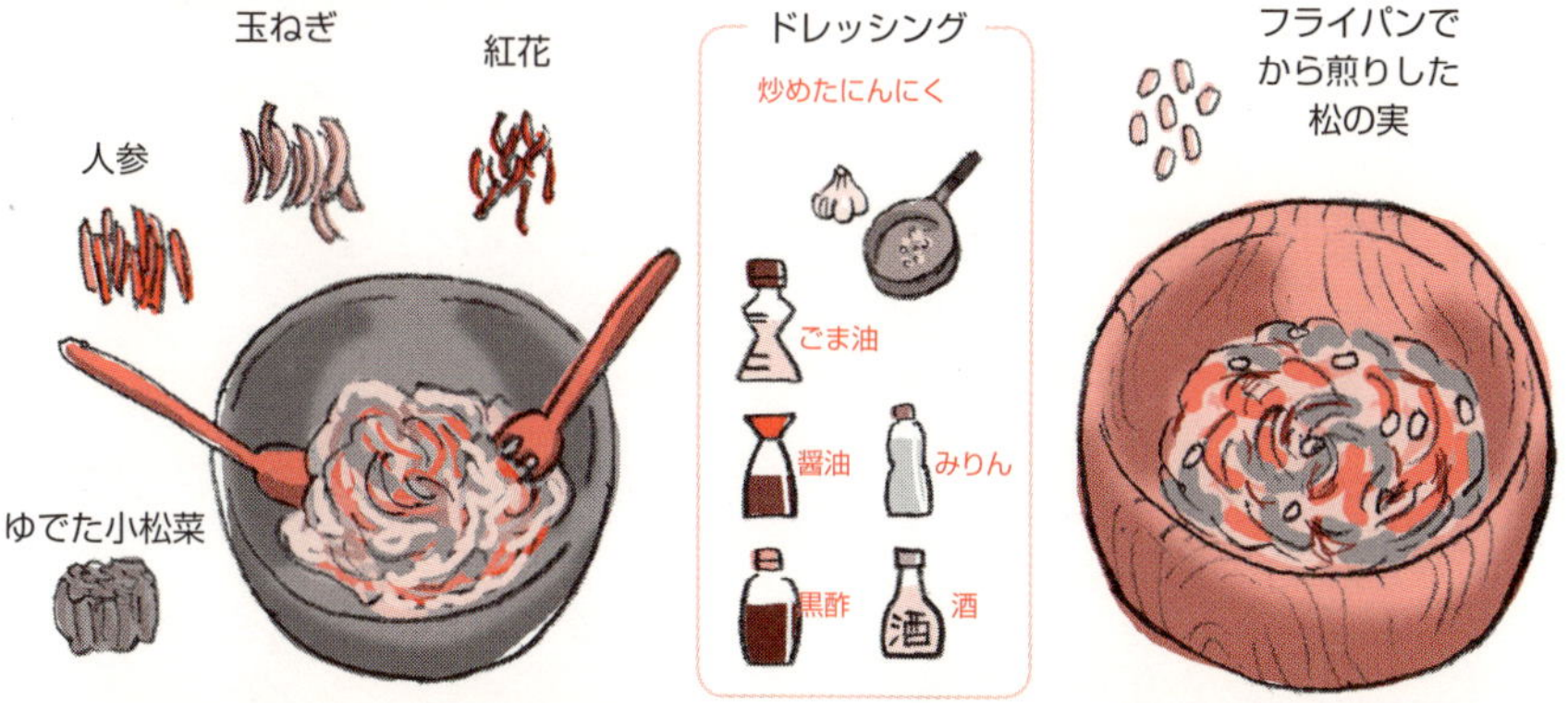

この症状によい食べ物

きくらげ、紅花、ウコン、サフラン、トマト、わかめ、昆布、玄米、かんきつ類、セロリ、はと麦

この症状によくない食べ物

にんにく、唐辛子、ビール、焼き肉、スナック菓子、ケーキなど甘いもの、しつこいもの、脂肪の多いもの

食べ物の食性

中国の栄養学では、食べ物を、身体を温める温性、冷ます寒性、どちらにも偏らない平性に分けます。

温性	にんにく、ねぎ、ニラ、セロリ、からし菜、菜の花、かぼちゃ、れんこん、みかん、もも、パイナップル、ざくろ、くるみ、さくらんぼ、栗、あんず、黒豆、牛肉、マトン、鶏肉、鯉、いか、えび、しそ、しょうが、こしょう、シナモン
平性	かぶら、キャベツ、もやし、春菊、里芋、じゃがいも、大根、にんじん、さつまいも、やまいも、しいたけ、きくらげ、りんご、いちじく、びわ、ぶどう、ぎんなん、鶏卵、もち米、そば、どうもろこし、さやえんどう、そらまめ、小豆、大豆、赤貝、あわび、うなぎ、はちみつ、ごま
寒性	ほうれん草、くわい、トマト、クレソン、なす、白菜、冬瓜、わらび、きゅうり、にがうり、ごぼう、なし、柿、だいだい、ゆず、レモン、メロン、バナナ、パパイヤ、はと麦、えんどう、豆腐、豚肉、鴨肉、はも、ナマコ、牡蠣、海藻

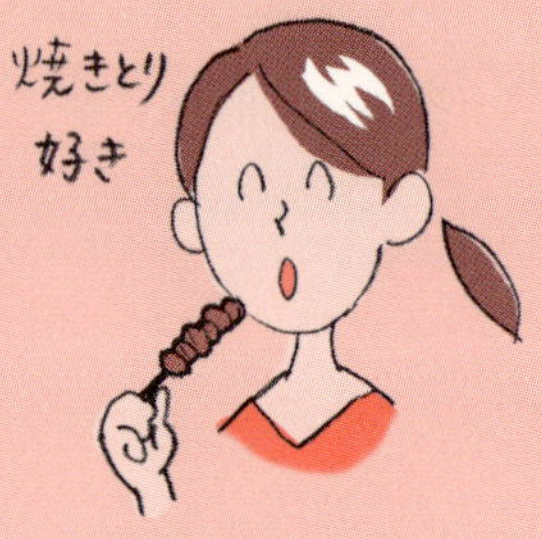

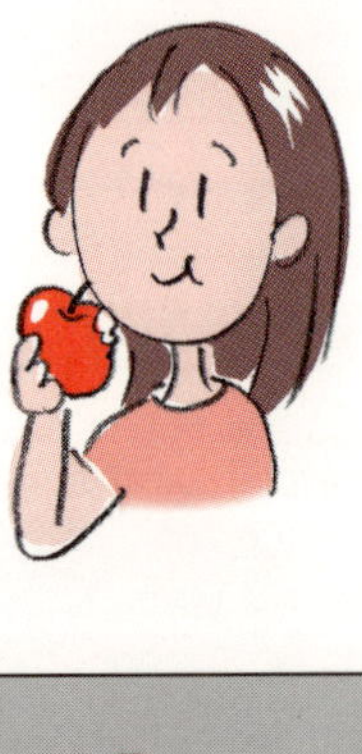

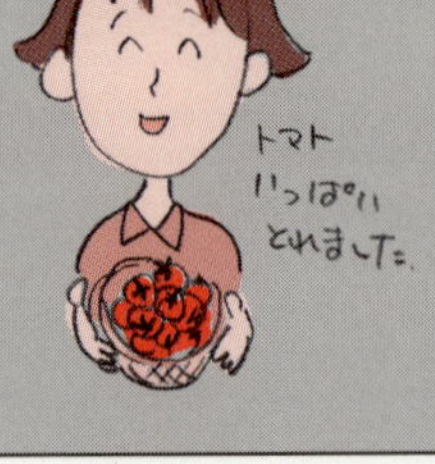

第7章

あなたの疑問・悩みにお答えします

Q1 大人になってからアトピー性皮膚炎になりました。原因は何でしょう。

アトピー性皮膚炎は、年齢が高くなればなるほど、ひとつの原因に特定できなくなる傾向にあるようです。

いくつかの要因が考えられますが、ひとつにはストレス。たとえば、就職、職場が変わるなどの環境の変化によって、その引き金が引かれることが少なくありません。受験を控えた人にも多く見られます。

また、食事も関係しています。社会人となり、外食が増え、揚げ物やカロリーの高いものを食べる機会が多くなり、加えて、おつきあいのお酒の席が増えてくると、アルコールはもちろんのこと、おつまみとして口にする食品も増えてきます。

伝統的な日本食にはなかった大量の肉食、脂肪分、糖分が腸を弱らせ、体質までも変えてしまうのです。

Q2 アトピーは遺伝しますか?

アレルギー体質の両親の子供でもアトピーの出ない子供もいます。また兄弟でも、アトピーの子供とそうでない子供がいるように、一概に遺伝とはいいきれません。しかし、体質は親に似ますから、やはり、確率からいうと親がアトピーの場合は、子供はアトピーが出やすいと考えておいたほうがいいでしょう。

現在、3人に1人はアトピーといわれる時代です。もちろん、体質は受け継いでいくものですが、そうだからといって、あまり気にしすぎないほうがよいでしょう。

本文でもお話ししましたように、アトピーの大きな原因のひとつは「熱」ですから、妊娠中カロリーオーバーになったり、ストレスをためこまないように気をつけることです。そ

ストレスもアトピーの引き金のひとつ

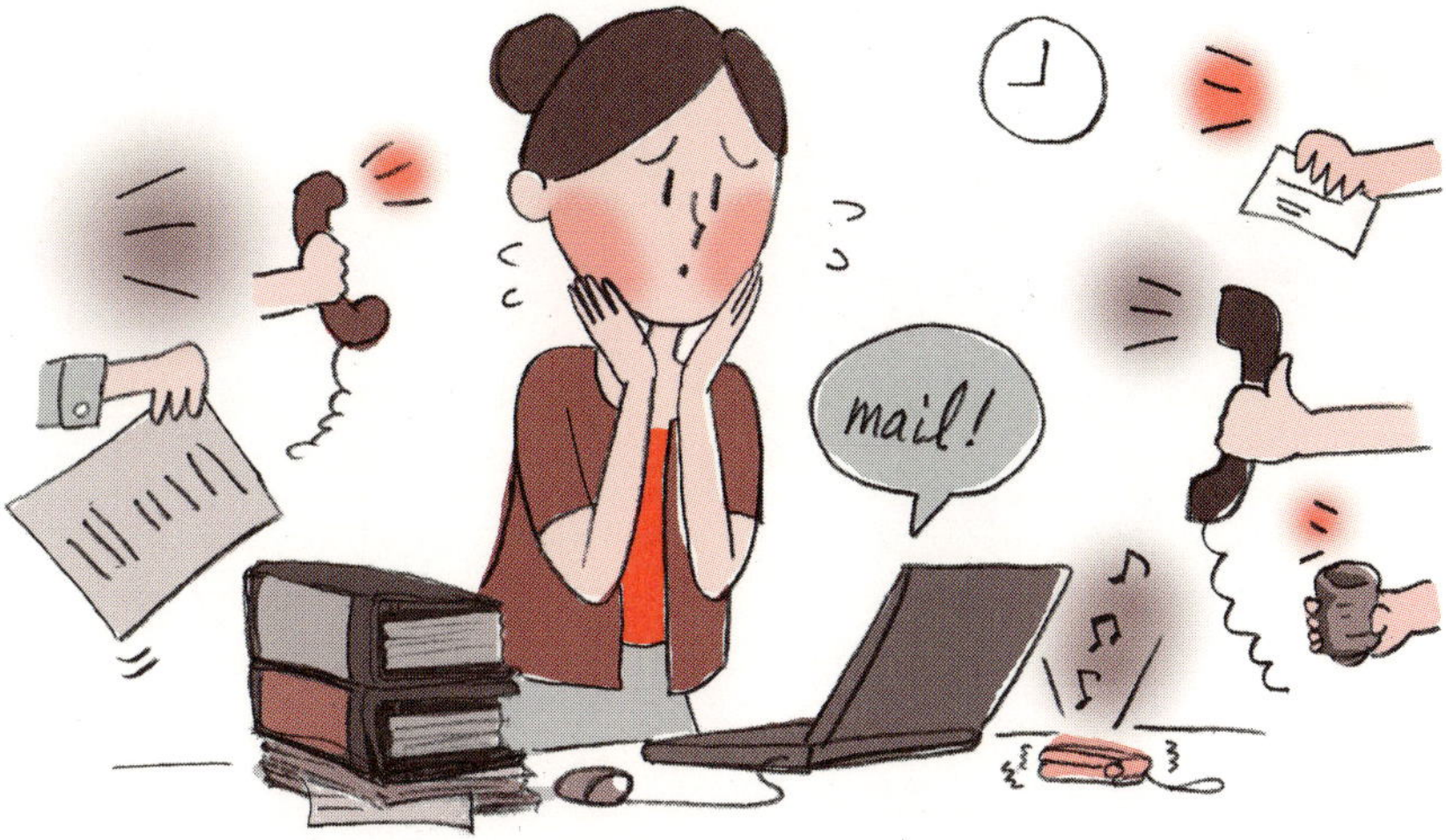

のためには野菜中心の食事をとるように心がけること。そして何より、穏やかな気持ちでいることが大切です。

妊娠中に神経質になりすぎたりしてイライラしていると、交感神経を興奮させるアドレナリンの分泌が増加します。すると、お腹の赤ちゃんもアドレナリンのシャワーを浴びることになりますから、まずお母さんがリラックスして、おおらかに過ごしてください。

Q3 アトピーの症状が出る部位が変わってくるのは、どうしてですか？

もちろん皮膚の厚さや水分、皮脂の含有量が身体の部分によって違いますから、出やすい場所、出にくい場所はあります。しかし、アトピーは部分的な問題ではなく、全身の問題です。ですから、顔に出たからといって、顔のアトピーだけを見ていては解決になりません。いま現在、ひとつの部位だけに症状が現われている人も、全身の予防が必要です。

Q4 アトピーだと花粉症になりやすいと聞いたのですが、本当ですか？

基本的に両方ともアレルギー体質が原因のひとつで現われる症状です。

アトピー、花粉症、喘息はアレルギーの三重奏と呼ばれ、日本人の3人に1人は何らかのアレルギーをもっているといわれています。

Q5 空気が乾燥する冬、ほかの季節とは違って、特に気をつけたほうがいいということはありますか？

アトピーの症状は季節によって大きく左右します。

夏に赤く悪くなる人、秋冬に乾燥して悪くなる人と、大きくふたつに分けられますが、痩せ型の人は体内の水分が少ないので乾燥しやすく、貧血タイプの人は血の巡りが悪くて皮膚が潤いません。

漢方エキス入りの保湿クリームで、赤みの強いとき用や少し炎症が治まってからつけるものが出ていますから、それぞれの肌に適したものを選び、入浴後、洗顔後に使用するとよいでしょう。体質の改善と保湿に気をつけることです。

Q6 漢方薬でもアレルギー反応は起こりますか？

アレルギーというよりも、稀《まれ》に体質に合わないことがあります。体質や症状に合わないものを使用すると、成分によっては発疹が出ることもありますが、やめれば、すぐに治ります。

そういうことを防ぐためにも、漢方専門の医師や薬剤師に相談して、きちんと処方してもらうことが大切です。

Q7 漢方は使いはじめてから、どのくらいで効果が現われるものなのでしょうか?

効果の現われ方には個人差があります。早い人なら2週間で改善してきたと自覚できますし、反対に1年かかる人もいます。皮膚が真っ赤になっている人は比較的、効果の出方が早いようですが、黒くなってしまった人、皮膚がゴワゴワしている、あるいはテカテカしているといった人は時間がかかります。

身体の外からも中からも健康を取り戻さなければならないのですから、即効を期待しすぎないで、本来の自分のもつエネルギーがうまく使えるようになるよう、余裕をもって治療を進めていくことがよいでしょう。

Q8 漢方は妊婦が使用してもよいのでしょうか? お腹の赤ちゃんに影響は?

妊婦が漢方薬を使用するときには、いくつかの注意点があります。

まずひとつは、便秘薬を使用しないこと。これは腸に刺激を与えることで、子宮にも無理な刺激が加わるおそれがあるからです。そして、血行をよくする薬（活血薬）を使用しないよう気をつけてください。

いずれにしても、妊娠中は漢方にくわしい薬剤師によく相談をし、その時期に合った漢方を出してもらうのがよいでしょう。

妊娠中は体温が高くなり、アトピーは悪化しやすいですから、結婚までに、あるいは妊娠までに体質改善をすることが必要です。

Q9 痒みをやわらげるためには、どうしたらよいでしょうか?

痒いときの対処としては、まず冷やすことです。スベリヒユの汁でパッティングするだけでも、かなり治まります。また、レスタミン軟膏を使ってもよいでしょう。

症状が改善してくれば、痒みは治まってくるものですから、つらい痒みも、いま自分がどのような状態なのかの目安にもなります。掻き傷の量を見れば、よくなっているかどうか判断できるでしょう。赤みが治まっても、痒いときもあります。

ただ、痒くなくても掻くこと自体が習慣化されているケースも少なくありません。

痒いということは身体が一生懸命になって不調と闘い、治そうとしている証拠なのですから、マイナスの気持ちを少し切り替えて、身体が頑張っているのだということも認めてあげましょう。

Q10 肌がどの程度になれば、アトピーは治ったといえるのでしょうか? 完治するのはむずかしいのでしょうか?

季節が変わったり、食べ物が変わったりしたときに赤くならなければ、ある程度は治ったという目安になります。

完治するかどうかということですが、考え方として、風邪とおなじようにとらえてください。治ったからといって、もう二度と風邪をひかないとはいえません。どんな病気にも再発する可能性はあります。

ただ、漢方を飲んで改善した人は、もう一度、アトピーの症状が出ても、治りが早いということはいえます。

ですから、ずっと治らないのではないかなどと考えないで、また中途半端でなく、しっ

掻いているのは習慣性？

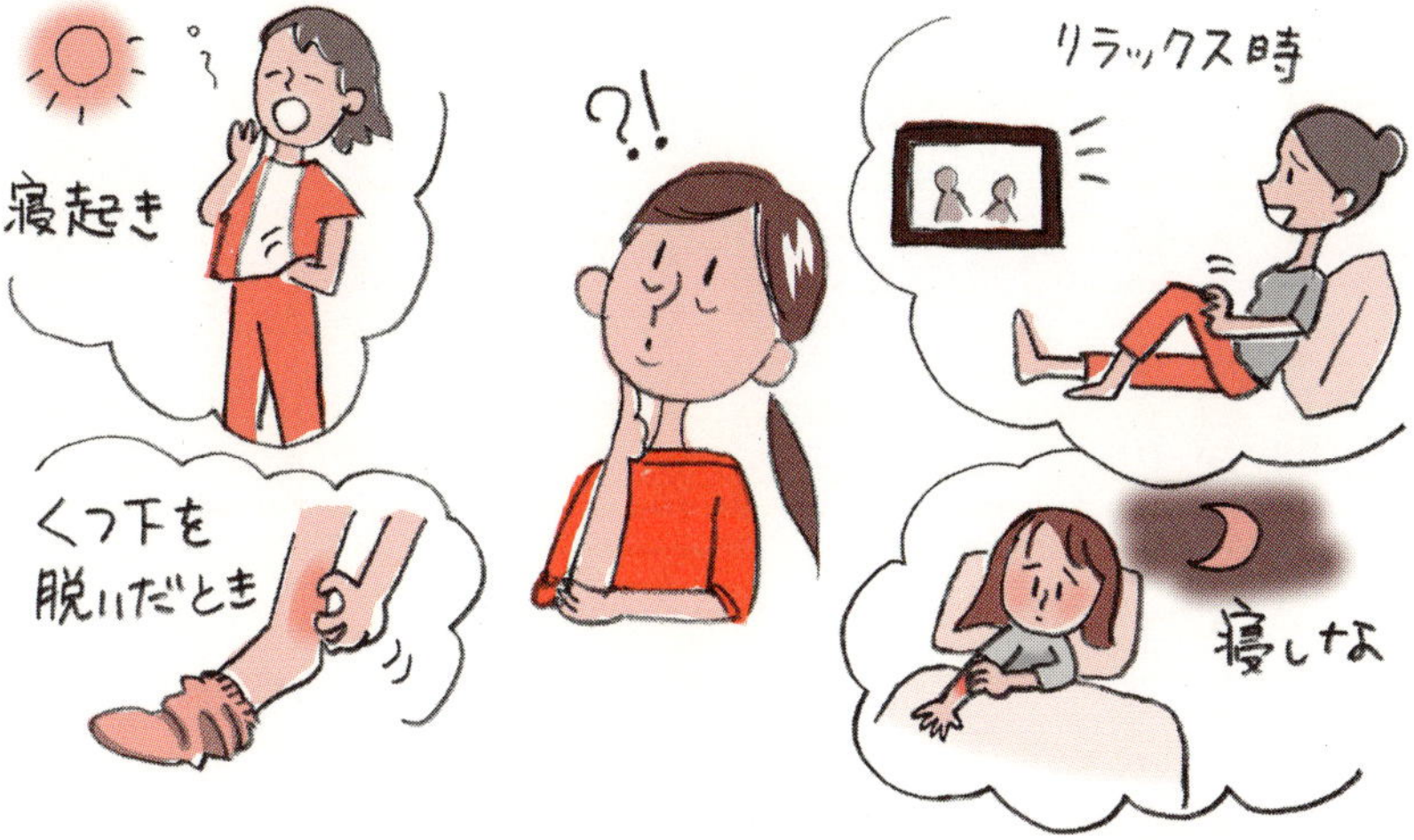
寝起き
?!
リラックス時
くつ下を
脱いだとき
寝しな

かり治すことです。

Q11 体質は変えることができますか。

変えることはできると思います。

このようにいえるのは、私自身がアレルギー体質だったからです。

子供のころは虚弱体質でしたし、20歳のころには市販の鎮痛薬「バファリン」を服用して、じんましんで咽喉のなかが腫れ上がり、息もできず、死んでしまうのかと思うほどの経験をしたことがあります。学生時代には試験の前になると喘息が出るので、ストレスのせいかと思ったりしたものです。就職してからも湿疹ができて身体が痒くて眠れず、ステロイド軟膏を使うこともありました。鼻炎、花粉症もありました。

しかし、その後、漢方と食事ですっかり健康な身体になったのです。

子供のころはスポーツすることなど考えられなかったのですが、大人になってからは水泳、卓球、社交ダンス、太極拳など、自分の生活のなかでできることを見つけて汗をかく運動をしてきました。汗をかくことは新陳代謝を促進するうえでも、精神的にリラックスできる時間をもつという意味においても大切なことですね。

体質改善とひと言でいっても、その人その人によってやり方も経過もかかる時間も違ってきますから、自分の身体をよく知って、しっかりつづけていけば、必ず変わっていきます。いちばん大切なことは、睡眠をしっかりとり、常に体調をよくするように心がけることです。

Q12

風邪や腹痛などのとき、ほかの薬を服用する場合がありますが、漢方薬はそのまま飲んでいてもいいのでしょうか。それとも控えたほうがいいのでしょうか？

そのまま併用しても差し支えありません。

通常、西洋医学の風邪薬などは食後に服用し、漢方薬は食前・食間などに服用しますから、時間をずらして飲めばよいのです。

ただ、下痢・腹痛などのとき、弱った胃腸に薬を飲むと負担がかかりますから、このような場合はアトピーの漢方薬を休んでもかまいません。

風邪のときは身体に熱がこもり、アトピーは悪化しやすいので、食欲があれば漢方薬も飲んでください。

西洋医学の薬で鎮痛剤の含まれているようなものはアレルギーを起こしたり、抗生物質が腸を荒らしたりするので、なるべく風邪薬や胃腸薬も漢方を使うことをお勧めします。

Q13

子供がアトピーで生後3カ月のときから漢方薬を飲んでいます。現在7カ月ですが、副作用はないのかと心配です。

症状と体質に合ったものをきちんと選んで飲んでいれば、副作用の心配はありません。

症状・体質ともに、変化していくものですから、たとえばジクジクしているアトピーが漢方薬によって乾いてきても、「おなじものをください」とおっしゃる方がいます。けれども、それ以上乾燥させないほうがいい場合には、漢方薬を変える必要があります。

このように、漢方薬では、副作用というよりむしろ、身体の変化にどのように合わせていくかといったことのほうが重要になってくるのです。症状も聞かないで、いつもおなじものを出されるような場合は、気をつけてください。

Q14 特に薬の必要がない状態になるには、どのくらいの時間がかかるのでしょうか？

薬の必要がなくなるのは、人によってまったく違ってきますから、一概にはいえません。ステロイド剤をどのくらいの期間使ったかによっても変わってきますから、肌の状態を見ながら、漢方薬を変える、量を減らすなど考慮していきます。

Q15 漢方薬を使用するとき、直接診ていただいたほうがいいのでしょうか？ 先生のところまでお伺いできないときはどうすればよいのでしょうか？

本当は直接お目にかかって、全身の状態を見て、またお話を伺ったほうがいいのですが、遠くて来ていただけない方は、写真を送ってください。デジカメなど便利なものがありますから、アトピーの出ている部位を撮影して、パソコンに送信してもらえれば、判断できます。

そのとき、細かい症状、たとえば胃腸の具

合、便通、女性なら生理の状態も合わせて書いて送ってください。

Q16 便秘をすると皮膚症状は改善されないと聞きました。市販の便秘薬を使ってよいのでしょうか?

便秘薬は使ってもかまいませんが、西洋医学のものは腸を刺激することによって便通を促すので習慣性となり、徐々に薬の量が増えていきます。

簡単に便秘といっても、原因はいろいろあります。

ストレスによるもの、食べ過ぎ、貧血、水分不足など、何が原因で便秘になったのか知っておく必要があります。もともとの原因を取り除かないと、根本的な解決にはなりませんから。

原因によって治療法も違ってきます。漢方相談のできる薬局で、根本を治療できるような漢方薬を処方してもらうことをお勧めします。

Q17 ステロイド剤をやめる時期はどのようなときでしょうか? 使ったり、やめたりしてもいいのでしょうか?

アトピー性皮膚炎の人にとって、ステロイドからの離脱はとても大きな関心事ですね。ステロイド軟膏の副作用について報道されることが多くなるにつれ、ステロイドをやめたいと願う方も増えてきました。

現在、ステロイドを使用している人は、急にやめると、リバウンドが激しくて、つらい思いをすることになると思います。ですから、今日からすぐにやめますということではなく、漢方と併用するなかで徐々に減らしていくことをお勧めします。

Q18 食事の面で気をつけなければならないことがあったら、教えてください。

基本的には和食を中心にして献立を考えられるとよいでしょう。

パンに合うメニューはバター、ハム、卵、牛乳などを使った脂っこいものになりがちですから、できれば3食ともごはんを主食にすることが望ましいでしょう。ごはんは白米より胚芽米か、雑穀混合米、玄米、もしくは玄米の粉（玄煎粉）をとることをお勧めします。

野菜、豆腐、海藻、キノコ、豆類を充実させ、動物性たんぱく質が過多にならないように気をつけ、火を通した温かい料理にしましょう。

最近は農薬の少ない有機肥料の野菜を売っているところも増えてきていますから、できればそのような野菜を入手してください。何より、化学肥料を使ったものより、味がいいのです。

調味するときには化学調味料を使わず、やはり自然のものを使うようにしましょう。たとえば、みそ汁を作るときは前夜、煮干しと昆布を水を張った鍋のなかに入れておけば、翌朝にはいいダシが出ています。さらにこれは煮ることで、煎じ薬とおなじようにカルシウムやヨードが充分に出てきます。

薬膳料理というものがありますが、みそ汁もこのように作れば立派な薬膳です。一度食べたからといってすぐに効果が出るようなものではありませんが、習慣化してしまえば、とても手軽に作ることができます。

Q19 食べてはいけないものはありますか？

キムチなど、唐辛子が大量に入ったものは避けてください。

瞬間的に粘膜が充血し、腸を荒らしてしま

うからです。健康な人が寒いときに少量とるならば、身体を暖める効果はあります。

また、炭酸飲料など、糖分の多い、カロリーのある飲み物は避け、飲むなら日本茶、紅茶にします。コーヒーは身体のなかに熱をこもらせるので、避けてください。また、甘くてカロリーの高いものを避け、インスタント食品も使わないようにしましょう。

Q20 アレルギー反応を起こす食べ物にはどんなものがあるでしょう?

まず代表的なものとしては、カニ。そして、サバなどの青魚、鮮度の落ちた魚貝類があげられるでしょう。

アクの強いものも要注意です。タケノコ、山芋、里芋、じゃがいも、ピーナッツなどの野菜にも反応することがあります。蕎麦《そば》はアレルゲンとして気をつけている方も多いと思います。

それから、意外と思われるかもしれませんが、パイナップル、マンゴー、キーウィ、バナナ、イチゴなど、主に南方系の果物にも反応する場合があります。これらの果物には、たんぱく質を分解する酵素が多く入っているからです。

触って痒くなるものは、食べないほうがいいでしょう。一度反応を起こしたものは、素手で触らないように気をつけてください。もちろん、体質が変わり、体調がよくなれば、触っても食べても大丈夫になることはありますから、それまでは、要注意ということです。

Q21 薬膳に興味がありますが、材料はどのようなところで調達できますか?

漢方薬局、自然食品店、中華食材店などに置いてあります。大きな百貨店には、中華食材コーナーなどがありますので、そちらで探

激辛はアトピーの悪化につながる　甘い物や刺激物もNO!

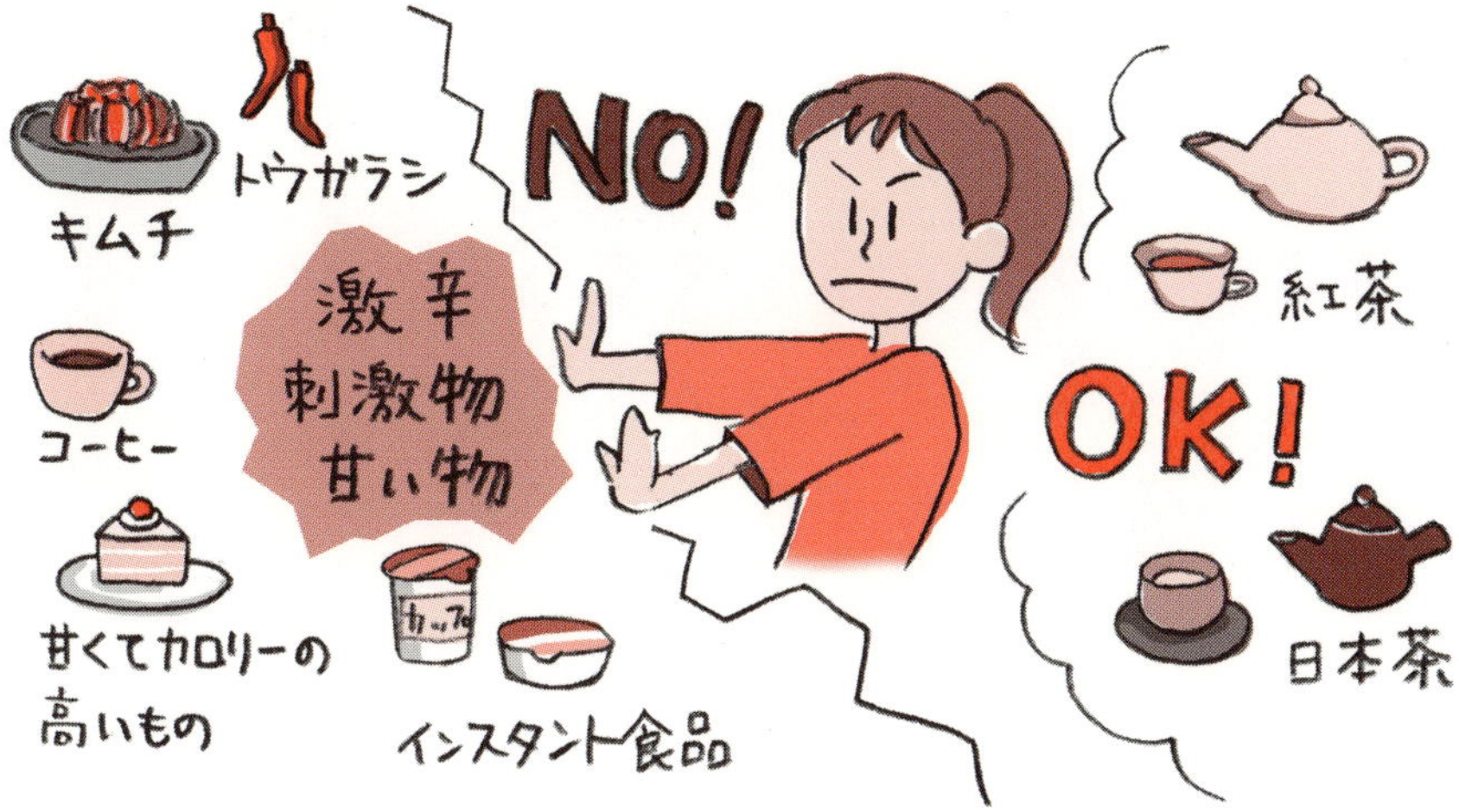

してみてください。

Q22 運動をするのはいいことでしょうか?

運動すると、全身の血流がよくなり、全身の老廃物をうまく出す力になります。運動をして汗をかいた日の肌はツルツルしていて、何もしていないと、健康な人でも粉がふいたような肌になっています。

ですから、運動はぜひ生活のなかに取り入れてほしいのですが、気をつけなければならないのは、汗をかいたら必ずシャワーで流して、その後、保湿をするということです。

また、泳ぐことはいい運動ですが、プールに入ると塩素の刺激がありますから、石鹸を使って塩素を洗い流すことが必要です。もし、プールのあと、きれいに洗っても肌が赤くなるようでしたら、しばらく休んでようすを見てください。

日焼けは禁物ですから、炎天下でのプールは避け、屋内プールを利用するようにしましょう。

Q23 温泉療法は効きますか?

温泉の効能のなかに「皮膚病」という項目のあるところもありますが、実際にどのくらいアトピーに効果があるか、私にはわかりません。「皮膚病」と一言でいっても、ニキビができる肌とアトピーの肌とでは治療法がまったく逆なのですから、注意しなければなりません。

アトピーは原因も症状も複雑で、精神的にリラックスできるという点では期待できるかもしれません。効能を保健所に問い合わせてから行ったほうがいいでしょう。

熱い温泉は禁物。ぬるめのお湯に短時間という入り方をしてください。

Q24 日光浴はいいのでしょうか?

オゾン層の破壊で紫外線や赤外線がもろに肌を傷めます。充分に紫外線対策をしてから、朝夕のやさしい日差しのなかを歩くのはよいでしょう。

Q25 シャワーの回数が多すぎるのはよくありませんか?

夏の暑い日など、汗をかいたときにシャワーを使うことは悪いことではありません。汗をかいたままでいるよりもよいことですが、シャワーの温度を上げすぎないよう、ぬるめの温度に設定することを忘れないでください。そして、あとで必ず保湿をします。

そのふたつに気をつければ、シャワーの回数にこだわる必要はないと思います。

汗をかいたらシャワーですっきり　保湿も忘れずに

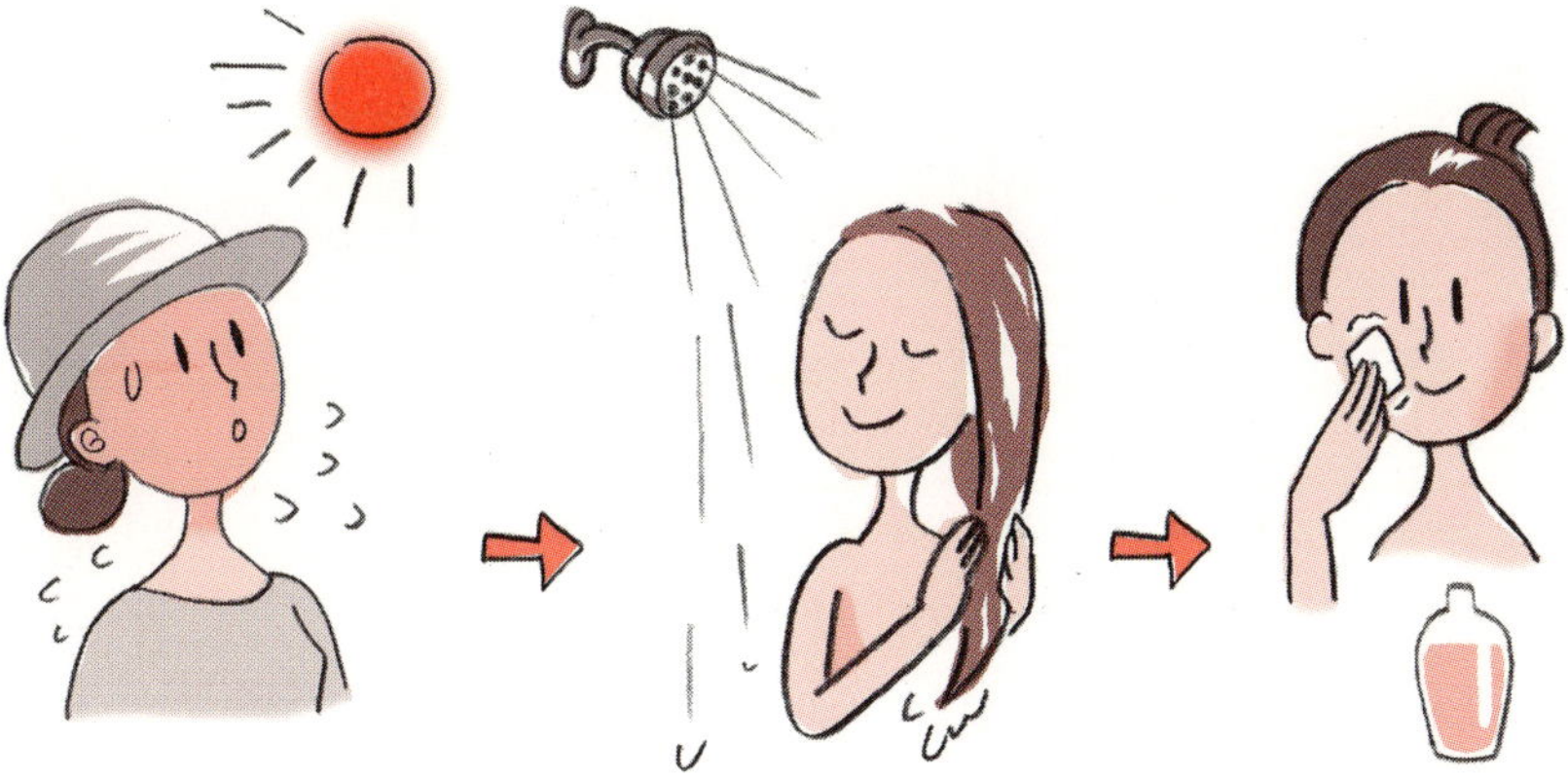

Q26 乳児を粉ミルクで育てた場合と、母乳で育てた場合の違いはありますか?

母乳には赤ちゃんの健康と成長に必要な必須アミノ酸がすべて含まれているうえ、たんぱく質を分解してアミノ酸にする酵素まで含まれています。不飽和脂肪酸、ビタミン、糖分ともにバランスよく、粉ミルクではかなわない絶妙なメカニズムをもった、天然の完全食品といえるでしょう。

ただし、母親がバランスの悪い食事をしていると、赤ちゃんの肌が荒れる場合があります。野菜をしっかりとってください。

粉ミルクの場合、赤ちゃんは思う存分飲めますから、太りやすく、逆に肌は弱くなりがちです。太らせないよう気をつけましょう。

Q27 身につけるもの（肌着など）は、どのようなものがよいのでしょうか？

肌着を含めて衣服を選ぶときには、素材に気をつけましょう。地肌に直接触れるものにナイロンなどの化繊のものや毛を使うと、痒みの原因になりますから、綿など自然素材のものにしましょう。

また、洗濯洗剤も界面活性剤や蛍光剤の含まれていない粉石鹸がよいと思います。

布団など、寝具もおなじです。

Q28 首回りの発疹があるとき、ロングヘアーはいけないのでしょうか？

髪の毛が肩や首筋に触れると、どうしても刺激を与えてしまうことになります。長い髪にしたい方は、アップにするなどして、髪の毛が直接肌に触れないような工夫をしてください。

Q29 お化粧をしたいのですが、注意点を教えてください。

漢方薬局などで、よく相談して、アトピー用の化粧品を選ぶとよいでしょう。

しかし、アトピーがひどい場合は塗ること自体が刺激になってしまうので、化粧は控えてください。

また、初めての化粧品を使用するときには、直接顔につけないで、まず夜寝る前に腕の内側に塗ってみて、翌朝異常がないかどうか確かめてみましょう。赤くなっていなければ、大丈夫ですから、肌をこすらないように、そっとつけていきます。

長い髪は首筋チクチク　かっこよくアップにして

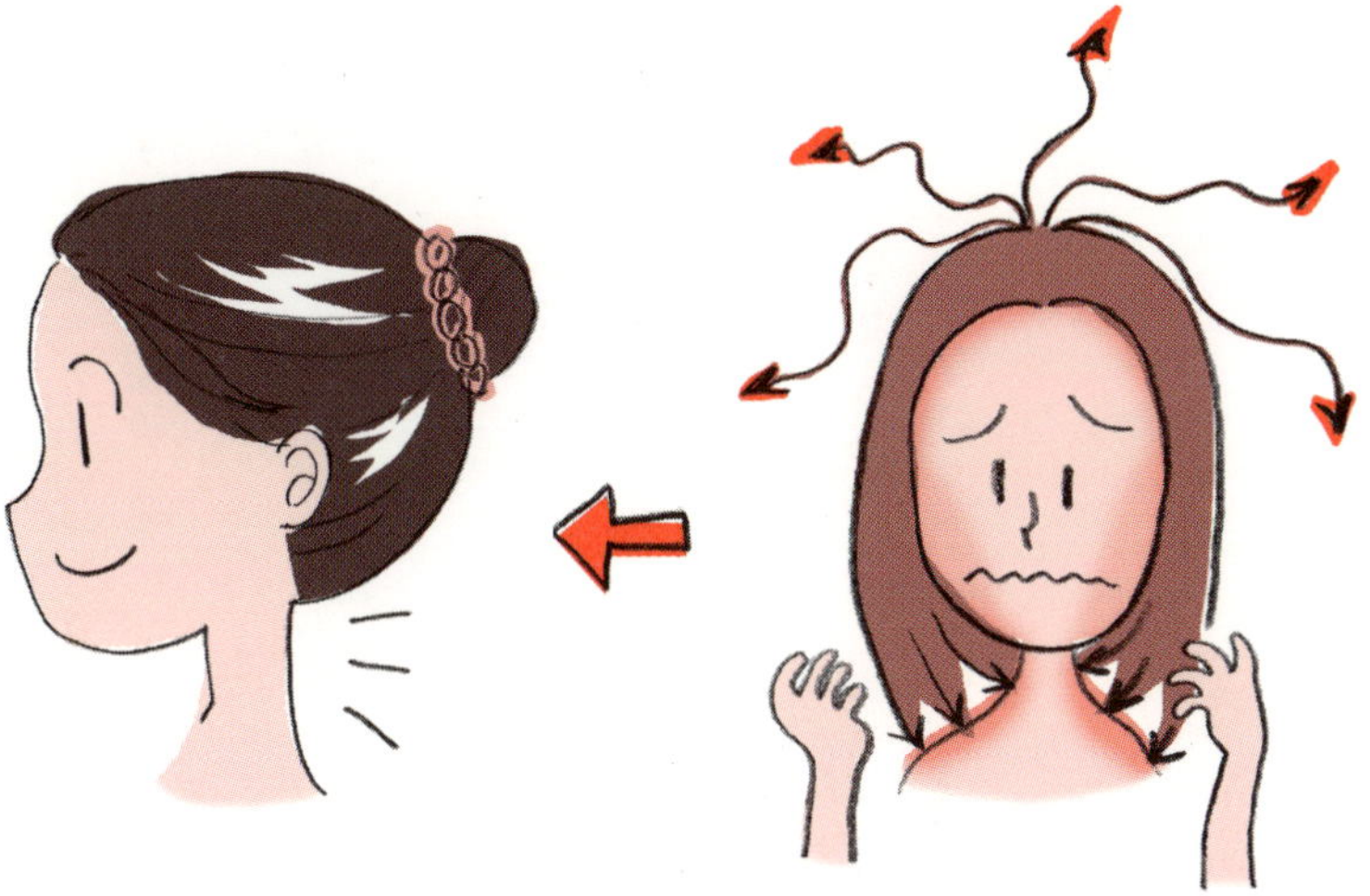

Q30
洗顔のときの注意点はありますか？　市販されている化粧品メーカーの洗顔料でよいのでしょうか？

アトピーではない人でも、洗顔石鹸を使って顔を洗ったときには、皮膚が突っ張った感じになります。これは皮脂が失われて、肌の弾力が衰えるからです。

頻繁に石鹸を使って洗顔するのは控えましょう。お湯も皮脂を落としますから、なるべく水か、ぬるま湯で洗います。また、洗顔石鹸も、アトピー用の刺激の少ないもの、皮脂を落としすぎないものがありますから、薬局で相談してください。

Q31
洗濯や台所用の洗剤などは、どんなものを使えばいいでしょうか？

洗濯の場合、合成洗剤や漂白剤、柔軟剤は使わないで、粉石鹸を使用してください。

合成洗剤には界面活性剤や蛍光剤が含まれていて、すすいでも繊維に洗剤が残ってしまいます。

台所用洗剤も、固形石鹸かヤシの実洗剤など自然に近いものを選ぶようにしてください。「お肌にやさしい」といったコマシャールに惑わされないで、シールの表示で界面活性剤が多いかどうか、確かめてから購入するようにしましょう。

Q32 ハウスダストやダニには、どのように対処すればよいのでしょうか?

住居の密閉度が高く、冷暖房が完備している最近の家はダニやハウスダスト、カビの温床といってもいいでしょう。

毎日の掃除をきちんとして、カビなどの繁殖しているところは風通しをよくするなどの工夫が必要です。じゅうたんは特にダニ、ハウスダストがつきやすいので、できればフローリングがよいでしょう。こまめに掃除機をかけるなどの努力は必要です。

でも、いくら頑張っても、ハウスダストを100%取り除くことは不可能です。

そこで、少し、考え方を変えてみましょう。

人間の身体は本来、四季の移り変わりに順応するようにできているものですが、冷暖房の普及から、もともともっている力を使わなくなってしまいました。ダニやほこりも昔からあるものです。それに太刀打ちできないのは、人間の力が弱っているからなのです。

防げるものは防ぎつつ、それに負けない身体になることが、最も大切なことではないでしょうか。

おなじ生活環境のなかにいても、体調が悪いと反応しやすいことからもわかるように、まず、食事・睡眠をしっかりとり、普通に生

お掃除が終わったら、あとはリラックス リラックス

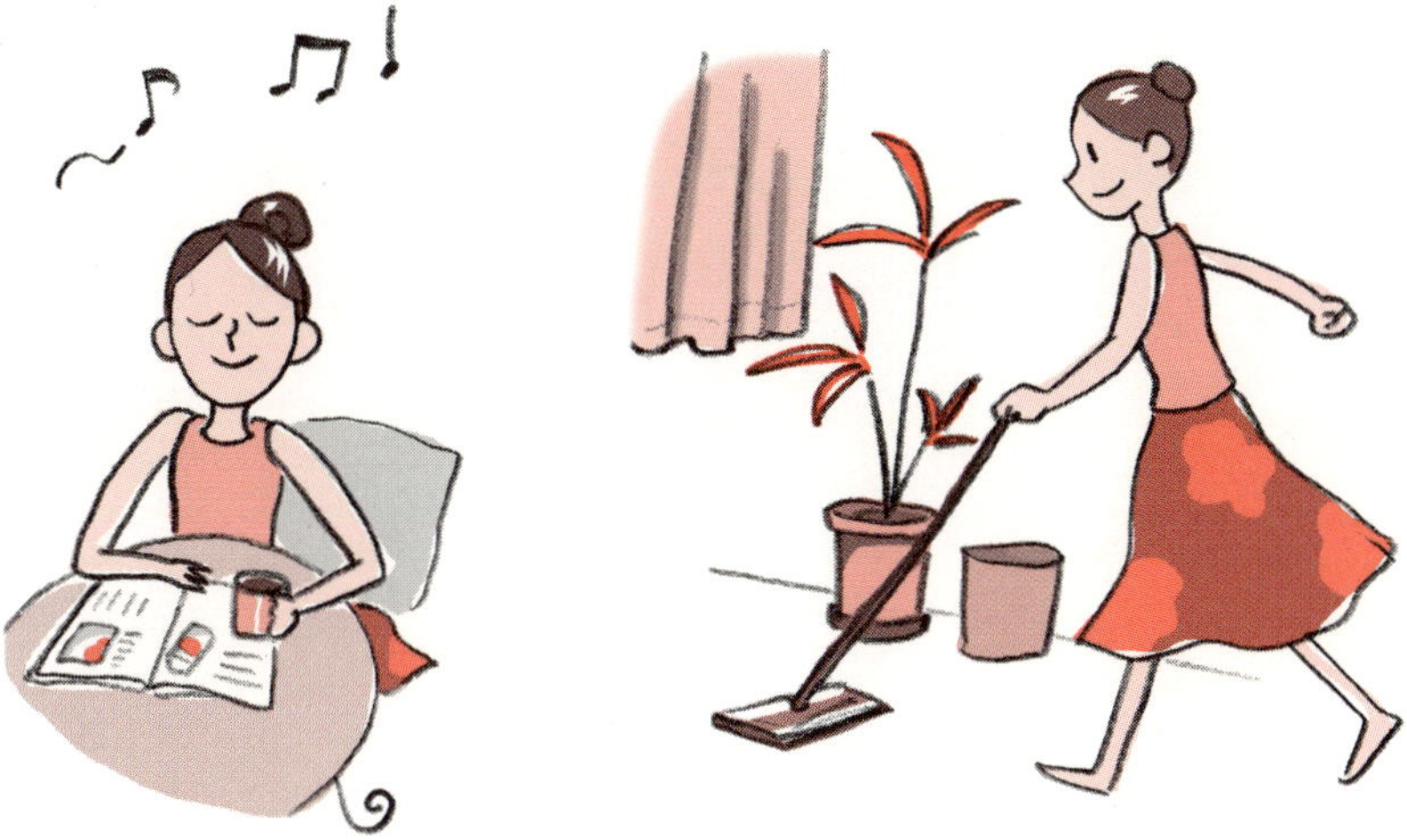

活していけるような体力づくりをしましょう。

Q33 アトピーの人に対する家族のかかわり方、接し方などはどうすればよいのか、教えてください。

アトピーは内臓の病気と違って、日によって症状の変化がはっきりと目に見えますから、家族は一喜一憂しがちです。そして、どうしても悪いところにばかり目がいくものです。

赤くなっているからといって言葉や態度に出さないことが何よりも大切なことです。

アトピーの患者さんは鏡を見て、自分の状態をよくわかっていますが、鏡を覗きこんでいないときは、忘れていることも多いのです。そんなとき、家族から「今日はひどくなっている」というような言葉をかけられると、楽しい食事の時間も団らんのときも台なしになってしまうでしょう。家族が鏡のかわりをしてはいけません。

よくなったときは積極的に褒めてあげましょう。悪いときと比べて、少しでもよくなっていれば、それを話題にしてあげることによって、患者さんの治癒力も高められます。

アトピーのお子さんのお母さんで、とても明るい方がいました。

ほとんどアトピーのことには触れず、いつも明るく、何事にも積極的で、学校の役員さんなども自分から進んでやりながら、それとなくお子さんがいじめにあわないよう見守るというふうでした。子供にも外でお友達と交流することを勧められました。

お子さんが飛躍的に治っていったのは、そんなお母さんの明るい性格がよい方向に作用したことも一因だと思います。

焦って完璧を望まず、長い目でみて、いっしょに治していこうという気持ちをなくさないようにしてください。

ご相談ご質問のある方は、ウエマツ薬局
ＦＡＸ０４９―２４５―６１５８まで。

参考文献

『中医臨床のための中薬学』神戸中医学研究会編著／医歯薬出版株式会社
『今日の治療薬２００４』　南江堂
『粗食のすすめ』　幕内秀夫著／新潮文庫
『生ジュースダイエット』　ナターシャ・スタルヒン著／講談社プラスアルファ
『免疫革命』　安保徹著／講談社インターナショナル
『東洋医学のしくみ』　関口善太監修／日本実業出版社
「第99回日本皮膚科学会総会東京女子医科大学皮膚科　川島眞氏発表論文」
「日本皮膚科学会アトピー性皮膚炎治療ガイドライン２００４改訂版」
「日本薬剤師会雑誌　第48巻第12号」
やさしい中医学シリーズ『アトピー性皮膚炎の正体と根治法』楊達・楊暁波著／文芸社

アトピーは中医学《ちゅういがく》と薬膳《やくぜん》で治《なお》す

[著　者]　植松《うえまつ》 光子《みつこ》

[発行所]　株式会社 二見書房
東京都千代田区三崎町2-18-11
電話 03(3515)2311[営業]
03(3515)2313[編集]
振替 00170-4-2639

[編集協力]　オフィスTOMATO／スタジオ クッカバラ
[印　刷]　株式会社 堀内印刷所
[製　本]　ナショナル製本協同組合

落丁・乱丁本はお取り替えいたします。
定価は、カバーに表示してあります。
©Mitsuko Uematsu 2005, Printed in Japan.
ISBN978-4-576-05094-2
http://www.futami.co.jp/